DE LA CHALEUR ANIMALE

COMME PRINCIPE

DE L'INFLAMMATION,

ET DE L'EMPLOI

DES ENDUITS IMPERMÉABLES

COMME APPLICATION DU DOGME.

Par le Dr ROBERT LATOUR.

PARIS,

CHEZ **LABÉ**, LIBRAIRE DE LA FACULTÉ DE MÉDECINE,

Place de l'Ecole-de-Médecine, 23 (ancien n° 4).

1853

DE LA CHALEUR ANIMALE

COMME

PRINCIPE DE L'INFLAMMATION.

DE LA CHALEUR ANIMALE

COMME PRINCIPE

DE L'INFLAMMATION,

ET DE L'EMPLOI

DES ENDUITS IMPERMÉABLES

COMME APPLICATION DU DOGME.

Par le Dr **ROBERT LATOUR**.

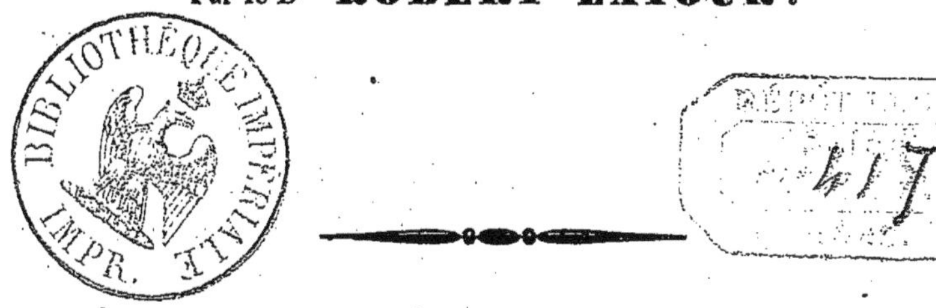

PARIS,

Chez **LABÉ**, LIBRAIRE DE LA FACULTÉ DE MÉDECINE,

Place de l'Ecole-de-Médecine, 23 (ancien n° 4).

—

1853

DE LA CHALEUR ANIMALE

COMME

PRINCIPE DE L'INFLAMMATION

ET DE L'EMPLOI

DES ENDUITS IMPERMÉABLES

COMME APPLICATION DU DOGME.

———————

Confuse de ses erreurs, sous le jeu des systèmes, et sentant le besoin de se retremper dans l'observation, la médecine enfin, s'est retranchée dans le domaine des faits; mais cédant au découragement après l'illusion, elle a enveloppé dans une proscription commune; et la théorie qui fut, et la théorie qui n'est pas encore. Le but a donc été dépassé : il s'agissait de refréner les témérités d'impatientes imaginations, et le coup a porté jusque sur l'induction la plus directe et la plus innocente ; il s'agissait d'atteindre les écarts de la pensée en délire, et la pensée elle-même a été frappée dans son exercice le plus légitime. Les faits,

1

dans ce qu'ils ont de plus matériel ; les faits, sans rapport et sans lien, souvent même contradictoires, ont seuls obtenu crédit, et nous avons vu un moment où, pour constituer la science, on admettait tout, excepté la science elle-même. Ce fut là, sans doute, pour la médecine, une juste expiation de son long asservissement aux obscurités métaphysiques. Cependant il était impossible de perpétuer le joug de la négation ; et si, dans cette proscription des systèmes , et par un autre genre d'illusion , des empiriques exaltés s'imaginent encore que l'art peut féconder tous ses éléments, déployer tous ses moyens, sans le concours du dogme, les esprits pénétrants ne voient dans les ruines du passé, qu'un appel à de nouveaux efforts, pour fouiller plus profondément un sol qui ne fut pas toujours improductif. Non qu'il faille compter déjà sur une doctrine médicale complète, harmonisée dans ses principes, logique dans ses détails : une telle œuvre ne saurait s'accomplir que par les progrès du temps. Mais ce qu'on peut, ce qu'on doit faire aujourd'hui, c'est de placer la science sur un terrain neutre, où viennent se rencontrer toutes les intelligences, soit pour la dégager des erreurs qui en déparent le culte, soit pour payer un tribut de vérités nouvelles qui en avive l'éclat, et en étende la puissance. Que dans ce grand mouvement de la pensée, chaque fait puisse faire valoir ses droits ; chaque réalité, ses titres ; qu'en un mot, il y ait place pour toute conception,

pourvu qu'elle se présente sous la garantie de l'expérimentation. Telle est aussi la seule autorité que je
prétende invoquer dans ce travail ; et pour formuler
le mécanisme de l'inflammation ; pour déduire physio-
logiquement de ce mécanisme, une application pratique d'une haute valeur, il me suffira d'exposer les
faits ; et, après en avoir constaté les rapports et l'enchaînement, d'abandonner à la logique, le soin de les
traduire en propositions, de les élever à la hauteur de
principes.

Il y a près de vingt ans déjà qu'abordant ce point de
doctrine, je déclarai que « l'inflammation est un ensem-
« ble de phénomènes physiques enchaînés les uns aux
« autres , et dont l'élément initial n'est autre chose que
« l'ascension locale de la chaleur animale. Ainsi, soit
donné un point de l'économie où la chaleur se produit
en excès : le sang y subit une dilatation immédiate ; et
cette dilatation a pour effet non seulement une progression plus rapide du liquide, mais encore une augmentation du calibre des tuyaux élastiques dans
lesquels s'accomplit le phénomène. Cependant le sang
ne fait que traverser le théâtre de cette chaleur exagérée : une colonne a bientôt succédé à une colonne ; mais
toutes y arrivent plus considérables que celles dont
elles ont été précédées, pour y subir, chacune à son
tour, l'action d'un surcroît de température, ajouter
chacune sa part, à la dilatation des tuyaux capillaires,
et ainsi de suite jusqu'à ce que ces tuyaux distendus,

résistant, par leur force de cohésion, à l'action dilatante plus ou moins prononcée du calorique, se trouvent maintenus, dans leur nouveau calibre, par ces
deux puissances en équilibre.

Telle est, en médecine, comme dans toutes les connaissances humaines, le caractère d'une idée capitale, qu'elle
intéresse de nombreuses questions, qu'elle touche à
une multitude de faits mieux ou moins bien interpré-
tés ; et que ces questions ou ces faits, contrariés dans
leur harmonie apparente, créent alors une confusion
incompatible avec la sévérité de la science. La doctrine qui fait relever de la chaleur animale, le phénomène de l'inflammation, ne pouvait échapper à de telles
difficultés : physiologie, pathologie, thérapeutique,
partout il y avait à redresser ; car à quelle section de
la médecine la question de l'inflammation resterait-elle
étrangère ?

Parmi ces difficultés, une des plus sérieuses était
celle qui se rattache à la source même du calorique animal : en assignant pour mobile à l'inflammation, l'ascension locale de la température organique, je ne pouvais accorder créance à la théorie qui dominait
alors dans la science, théorie qui donnait exclusivement à la chaleur animale le poumon pour foyer,
l'hématose pour moyen. Le dogme, que j'avais énoncé,
ne pouvait être juste, que si tous les organes, tous les
tissus, en un mot, tous les points vivants de l'économie fournissaient, chacun sa part, dans cette grande

fonction de la calorification ; et les raisons les plus con-
cluantes ne me manquèrent pas contre une opinion
qui depuis a été ruinée sans retour, par les expériences les plus variées et les plus décisives.

Maintenant cette fonction calorisatrice à laquelle
ne reste étrangère aucune partie de l'organisme ; cette
fonction qui est le pivôt de ma doctrine, exigera-t-on
de moi que j'en dise, et les agents, et le mécanisme ?
Certes, je n'éprouve aucun embarras à confesser que,
sur ce point, la science n'est point faite encore ; je n'é-
prouve aucun embarras, car la réalité d'une chaleur
animale, qu'on en connaisse ou non le mobile, suffit
seule aux besoins de ma conception. Pourtant, mes
réserves faites, j'aborderai cette question délicate, ne
fût-ce que pour démontrer que les idées, seules ad-
missibles, sur la chaleur animale, ne sauraient être,
en aucune manière, antipathiques à ma doctrine sur
l'inflammation.

L'absorption de l'oxygène, le mélange de ce gaz
avec le sang, la combinaison qui s'en accomplit, dans
le sein de tous les tissus, avec le carbone et l'hydro-
gène, l'élimination qui s'en opère sous forme d'acide
carbonique et d'eau, voilà une série d'opérations qu'on
peut regarder comme éléments de la chaleur animale.
Ces éléments sont-ils les seuls ? Les animaux inférieurs et les végétaux absorbent aussi de l'oxygène,
et si, des combinaisons dont ce gaz peut être l'objet,
dans leur organisme, on était disposé à faire dégager

du calorique, au moins conviendra-t-on que ce calorique n'est pas plus appréciable que celui qui se dégage de l'oxydation des métaux ; qu'il ne constitue pas, pour ces êtres, une nécessité absolue et immédiate ; qu'en un mot, ce calorique ne saurait les doter d'une température propre. Dailleurs, la chaleur organique, chez les animaux supérieurs, si elle n'est pas rigoureusement fixe, est maintenue au moins dans des limites fort étroites, et je ne comprendrais pas comment la température resterait à peu-près invariable, malgré les causes nombreuses qui sans cesse élèvent ou réduisent les éléments matériels à la combinaison desquels on prétendrait en rattacher exclusivement la production. Ce n'est pas tout : comment, avec cette théorie simplement chimique, rendre raison de l'ascension de la température organique sous laquelle apparaît la fièvre ? Comment expliquer ce dégagement exagéré de calorique, limité à un point peu étendu, et qui, à mes mes yeux, constitue l'inflammation ? Comment enfin concevoir l'ardente chaleur qui dévore le phthisique, alors que les poumons, réduits au tiers ou au quart de leur volume, n'absorbent plus qu'une quantité d'oxygène insuffisante aux besoins de l'organisation ? Non, la chaleur animale ne saurait être le produit d'une simple opération de laboratoire ; et, bien que subordonné à des combinaisons chimiques plus ou moins saisissables, ce phènomène important doit certainement procéder d'agents spéciaux, toujours en exercice, et dont les animaux à sang chaud aient seuls la possession. Déjà en 1834, lors de mes premières publications sur la température animale, j'exprimai la pensée que les nerfs ganglionnaires sont ces agents, et je me fondai sur ces deux faits principaux : 1° que les animanx à sang froid en sont dépourvus, 2° que, fidèles satellites du sang artériel, chez les animaux à température propre, ces cordons nerveux enveloppent les vaisseaux dans lesquels chemine le fluide oxigéné, les suivent et les accompagnent jusque dans leurs dernières divisions, s'arrêtent là où ces vaisseaux finissent eux-mêmes, déshéritant ainsi de leur concours, les veines et les tuyaux lymphatiques. Un rapport anatomique si constant ne saurait être sans raison physiologique ; et parmi les actes fonctionnels, je n'en vois aucun, hors la chaleur animale, qui, pouvant se rattacher au sang artériel, ne se retrouve pourtant pas chez les animaux à sang froid.

Ce sentiment sur le rôle de l'appareil nerveux ganglionnaire, il est difficile de l'appuyer de l'expérimentation : d'un côté, cachés profondément au sein de l'économie, les principaux centres de cet appareil se dérobent au scalpel du physiologiste ; et d'un autre côté, formé de nombreux ganglions et de cordons multipliés à l'infini, qui s'unissent, se séparent, se divisent, se rejoignent et s'entrelacent de mille manières, il est protégé partout, dans ses fonctions, par une étroite solidarité de toutes ses parties ; et ses diverses fractions se tenant ainsi les unes les autres, toujours par quelque point, déjouent les recherches les mieux combinées. Dans ces derniers temps, toutefois, un physiologiste d'une rare habileté, a institué une expérience qui, sans conduire à une conclusion rigoureuse, permet au moins d'inférer un point de contact, un rapport entre la chaleur animale et le nerf trisplanchnique. On sait qu'après avoir coupé, sur divers animaux, le filet de communication des deux ganglions cervicaux, ou même après avoir enlevé un de ces ganglions, M. Cl. Bernard a constaté, dans le côté correspondant, une élévation de température de trois à quatre degrés, phénomène accompagné d'une accélération notable du cours du sang et de la turgescence des petits vaisseaux artériels. Sans doute la signification d'un tel fait ne se détache pas avec une irréprochable clarté : ce n'est plus cette netteté de résultat qui se remarque dans les expériences tentées sur les nerfs cérébro-spinaux, et par lesquelles on abolit, dans une région, soit le sentiment, soit le mouvement, soit les deux à la fois, suivant les cordons qu'on a divisés. Ici au contraire, loin de supprimer une fonction, la section du nerf ganglionnaire ajoute à la production du calorique animal, et si, appliquant à tous ces faits un même genre d'argumentation, vous prétendiez vous prévaloir de cette opposition apparente, de cette sorte de contradiction expérimentale, vous arriveriez invinciblement à cette conclusion que la mission de l'appareil nerveux ganglionnaire est de modérer et d'arrêter la production du calorique animal. Destination impossible ! qui supposerait une action négative dans tout un ordre d'organes, ce qui est sans exemple dans la nature. Aussi, tout en prenant possession du fait, M. Cl. Bernard s'est-il abstenu d'en préciser la valeur, d'en formuler le sens, remettant ainsi à des expériences ultérieures le soin d'apporter de nouvelles lumières. On ne saurait toutefois méconnaître ici un rapport direct entre le fait physiologique de la chaleur animale et le fait anatomique de la présence de l'appareil nerveux ganglionnaire, et de ce rapport à une participation de l'organe à la fonction, il n'y a qu'un pas. Certes, ce serait en vain qu'on prétendrait imposer, à l'action du système nerveux ganglionnaire, les mêmes conditions qu'aux fonctions de l'appareil cérébro-spinal. Ici toutes les parties procèdent d'un centre commun, toutes tiennent, de ce centre, leur activité propre, et en séparer une, c'est la frapper d'impuissance et d'inertie. Là, au contraire, point de centre commun : des ganglions, dans une multitude de régions ; des anastomoses et des plexus, partout. Il suit de là que, divisé par la section, un nerf ganglionnaire n'en tient pas moins encore à l'ensemble du système ; et la violence, qu'on lui a fait subir, ne saurait avoir d'autre résultat que d'en exagérer l'action. C'est ainsi que la sensibilité s'exalte sous la section incomplète des nerfs de l'axe cérébro-spinal. Telle est à mes yeux, la seule interprétation dont soit susceptible l'expérience du docteur Cl. Bernard.

Avec cette ascension locale de la température, qui s'accompagne de la turgescence des petit-vaisseaux artériels et d'une progression plus rapide du sang, M. Bernard n'a constaté ni œdème, ni aucun de ces produits qu'on est convenu d'imputer à l'inflammation. Faut-il en conclure que la chaleur et l'injection sanguine qui en est le résultat, n'ont rien de commun avec cet acte morbide ? Mais l'inflammation est là dans sa période de développement : la chaleur et l'injection sanguine suffisent à la caractériser, et si elle ne laisse point de traces matérielles de son passage, c'est que le degré n'en a pas été assez élevé, ou la durée assez étendue.

Un fait de cette expérience, qui me paraît surprenant, c'est qu'après un ou plusieus jourrs la circulation, se ralentissant, soit rentrée dans ses conditions normales, malgré la persistance du surcroît de température. Je comprends la permanence de l'injection sanguine, après la chute de la chaleur : les vaisseaux dont le calibre a obéi à un abord inaccoutumé du sang, peuvent bien avoir perdu de leur élasticité première, et conserver, quelque temps encore, un reste de dilatation. Mais le sang diminuer la rapidité de son cours, alors que la température organique se maintient au même degré d'exagération, voilà ce que je comprends moins, et voilà ce qui est contraire aux lois physiques. Dans toutes les recherches auxquelles je me suis livré, j'ai toujours constaté un rapport exact entre la température du sang et la progression de ce liquide, dans le réseau capillaire; et, je l'avoue avec confiance, quelqu'habile que soit le physiologiste auquel est due l'expérience que je viens de signaler, il ne saurait, à mes yeux, échapper au soupçon d'en avoir omis ou négligé quelques détails essentiels. Le célèbre Haüy, sur la simple forme d'un cristal, proteste contre l'analyse des chimistes; et les chimistes eux-mêmes, par des recherches plus savantes, donnent plus tard raison à l'ingénieuse induction du minéralogiste. C'est que les lois physiques sont absolues, et si insoumis que paraisse un fait, on parvient toujours à découvrir quelque point par où l'asservir au principe. Aussi ai-je la persuasion que, reprenant son expérience, M. Cl. Bernard saura tirer de l'étude attentive du fait, une nouvelle consécration de cette loi en vertu de laquelle les liquides, dans les petits tuyaux, proportionnent leur cours à leur propre température.

Cette loi, la circulation capillaire en est une application des plus frappantes; car la chaleur animale a pour principale destination, d'assurer et régler la progression du sang, dans ce vaste réseau de tuyaux merveilleusement déliés, qui ne sont plus les artères et ne sont point encore les veines. Voilà ce dont il faut se bien pénétrer; et, tout en regrettant de ne soulever qu'à moitié le voile sous lequel se cachent encore les instruments de la température organique; tout en regrettant de ne pouvoir saisir le mécanisme par lequel fonctionnent ces instruments, l'essentiel à connaître ici, c'est l'intervention de l'acte même, dans l'exercice de la vie; c'est le rôle qu'il y joue, le concours qu'il y apporte; c'est la place qu'il occupe dans l'harmonie des fonctions. Ce point est capital dans la question; car, de la destination physiologique de la chaleur animale, on s'élève aisément au mécanisme de l'inflammation, et de ce mécanisme à la thérapeutique remarquablement heureuse que j'ai instituée. Pathologie et physiologie, partout le problème se présente avec les mêmes termes; partout avec une seule et même solution, c'est-à-dire que le mécanisme de l'inflammation se trouve implicitement contenu dans l'exercice même de la calorification. Et si, en voulant pénétrer le secret de l'acte pathologique, les expérimentateurs se sont égarés dans un dédale de confuses recherches dont on ne saurait tirer ni une vérité physiologique, ni la plus modeste application thérapeutique, il n'en faut accuser que le malheur de n'avoir pas su reconnaître, dans la chaleur animale, la force dynamique à laquelle incombe la progression du sang dans cet ensemble de tubes dont la ténuité défie le génie de l'optique, et dont la prodigieuse multiplicité confond toutes les hardiesses de la pensée.

Je le dis avec assurance : sans chaleur, point de circulation capillaire, et certes, il n'est pas besoin de beaucoup de pénétration pour reconnaître qu'apuyées jusqu'ici sur d'autres éléments, les hypothèses par

lesquelles on a prétendu expliquer le passage du sang
des artères dans les veines, sont en hostilité flagrante
avec les faits, et laissent en réalité la difficulté sans solution. Ainsi, parmi les physiologistes, il en est qui,
à l'exemple d'Harvey, font cheminer toute la masse
sanguine, par les seules contractions du cœur ; et
quelque temps assoupie, cette opinion s'est réveillée
de nos jours, sous l'autorité du professeur Magendie,
qui, l'appuyant d'intéressantes vivisections, et la com-
plétant par la rétraction élastique des artères, y a ral-
lié un grand nombre de partisans. D'autres, au contraire, fondés sur les irrégularités physiologiques de
la circulation dans les petits tuyaux ; frappés surtout
des phénomènes pathologiques dont le système capillaire devient si fréquemment le théâtre, des conges-
tions locales dont la pratique médicale fournit tant
d'exemples, ne peuvent se décider à laisser au cœur
une puissance absolue sur la progression du sang,
dans les dernières divisions vasculaires ; et alors, encore attachés à l'école de Bichat, quelques uns accor-
dent aux tuyaux les plus étroits, une contractilité organique, contractilité que jamais personne ne vit en
exercice; tandis que, non mieux inspirés, les autres, à
la suite de Dœlinger et de son élève Kaltenbrunner,
séduits par des expériences mal interprétées, inves-
tissent les globules sanguins eux-mêmes d'un mouvement spontané. Ils sont tous dans l'erreur ; et les
uns et les autres pourraient longtemps encore faire

un juste échange d'objections sérieuses, sans mettre fin au débat. A la chaleur animale le droit de vider seule un tel procès ; et cette prétention, l'anatomie et la physiologie comparées vont s'unir aux expériences sur les animaux vivants, pour en consacrer la légitimité. Observez, au microscope, la circulation capillaire de la grenouille ; observez-la dans des conditions diverses de température ; vous verrez la progression du sang subir une multitude de variations ; et, thermomètre vivant, l'animal vous exprimera, par la marche plus ou moins rapide des globules sanguins, le degré de la chaleur atmosphérique. C'est ainsi qu'en hiver, vous n'apercevez dans la membrane interdigitaire, qu'un petit nombre de vaisseaux dans lesquels roulent lentement de rares globules ; et souvent même vous pouvez reconnaître que la circulation se trouve, dans cette région, absolument suspendue ; tandis qu'en été, par une forte chaleur, cette circulation est partout dans la plénitude de son activité. N'attachant à ce fait d'observation aucune importance, les expérimentateurs se sont même abstenus de le mentionner, et il est resté infécond ! Il y a plus : dans ces derniers temps, M. Poiseuille a prouvé directement l'influence de la chaleur sur la circulation du sang, en rappelant par l'immersion dans l'eau chaude, le mouvement de ce liquide dans les pattes de grenouille, comme dans le mésentère de jeunes souris ou de jeunes chats, mouvement qu'il avait d'abord suspendu par l'immersion dans l'eau froide. Et pourtant ne devinant rien au-delà de la température extérieure ; et comme s'il eût craint un rapprochement, il a laissé en oubli la chaleur animale ; et cette fois encore l'occasion a été manquée de surprendre une vérité physiologique importante, de saisir la différence des conditions de la circulation sanguine, suivant que l'animal est doué ou non d'une températnre propre. Différence capitale ! qui repose toute, et sur les dispositions anatomiques de l'appareil circulatoire, et sur les besoins physiologiques, dans les diverses classes d'animaux. Ainsi chez le vertébré supérieur, l'organisation comporte l'existence de tuyaux infiniment petits , estimés par certains micrographes un 150ᵉ de millimètre de diamètre ; aucuns disent un 900ᵉ, et dans ces vaisseaux, d'une ténuité en quelque sorte fabuleuse, qui pénètrent tous les tissus et s'y confondent en un lacis inextricable, il faut que le sang chemine par les températures les plus variées; il faut qu'il y chemine ; car une courte interruption de la progression de ce fluide, dans un si vaste réseau, serait le signal d'une mort immédiate. C'est que, toujours proportionnée à la capacité du système capillaire, la masse du sang est ici tellement considérable, qu'en abandonnant seulement la surface du corps, ce liquide emplit déjà outre mesure le cœur et les gros vaisseaux ; et par une distension forcée, paralyse ces organes, dont l'action s'éteint avec la vie. On peut aisément s'assurer d'un tel résultat, en soumettant à une forte soustraction de calorique, un lapin, un chien ou tout autre animal à température propre : à peine descendue à vingt ou vingt-cinq degrés, déjà les vaisseaux capillaires les plus ténus se ferment au fluide sanguin ; et, sur l'animal privé de vie, vous pouvez voir les tissus extérieurs décolorés, en même temps que le cœur et les gros vaisseaux dilatés par un liquide surabondant. Que si alors, pratiquant une ouverture à un de ces vaisseaux, vous donnez issue à une petite quantité de sang, l'organe central de la circulation, affranchi, en partie, du liquide qui le distendait, ne tarde pas à reprendre ses contractions. C'est là une expérience que le professeur Magendie a plusieurs fois pratiquée, dans le but de déterminer les phénomènes de la mort par le froid, mais qui nous vient ici merveilleusement en aide pour nous initier aux conditions d'organisation qui rendent nécessaire à l'accomplissement de la circulation, une température élevée ; pour nous livrer, en un mot, dans la chaleur animale, le secret de la circulation capillaire. Il s'en faut que, chez l'animal inférieur, la progression du sang exige, au même degré, le concours du calorique : ici vous pouvez suivre, au microscope, la distribution des tubes artériels jusqu'au système veineux, et constater que les tuyaux dont se compose le réseau capillaire, sont d'un assez fort calibre, pour laisser cheminer librement les globules sanguins, alors que la température extérieure n'est pas trop basse. Et si même, enchaîné dans sa progression par un froid rigoureux, le sang ne pénètre plus dans les dernières divisions vasculaires, il ne se trouve pas ici en quantité assez considérable, pour distendre les gros vaisseaux, et arrêter le jeu des principaux organes de la circulation. Cette fonction continue de s'accomplir dans un rayon, limité sans doute, mais suffisant pour entretenir l'existence. Seulement, privés, de l'excitation qui résulte de la présence et du mouvement du sang, tous les organes modèrent ou suspendent leur action ; et l'animal languissant finit par s'engourdir dans un sommeil léthargique, dont il ne se réveillera qu'au retour d'une bienfaisante chaleur. Ainsi, chez les animaux inférieurs, la capacité du système capillaire est en équilibre avec celle des gros vaisseaux ; et, suivant la température extérieure, le fluide circulatoire parcourt toute l'étendue des dernières divisions vasculaires, ou se retranche tout entier dans les troncs principaux, sans arrêter définitivement les rouages de la vie ; tandis que, chez les animaux supérieurs, la masse du sang, qui pénètre les tissus, est trop considérable pour qu'une telle concentration reste à ce point inoffensive.

Mais voulez-vous maintenant, par une expérience décisive, résoudre la question ? Voulez-vous suivre de l'œil, l'action du calorique sur la progression du sang ? Reprenez l'expérience que j'ai déjà signalée ; disposez au foyer du microscope, la patte d'une grenouille, vous verrez le sang passer des artères dans les veines, et par sa marche saccadée, traduire, même dans ces tuyaux de retour, les contractions du cœur ; vous verrez ce liquide s'arrêter alternativement, et cheminer, suivant le calme ou l'agitation de l'animal. Dans de telles conditions, approchez un fer incandescent de cette patte ainsi placée sous la lentille de votre instrument : tout-à-coup les globules sanguins accélèrent leur marche ; ils cheminent par une progression continue et non saccadée comme les contractions du cœur ; et, par cet artifice, imprimant à la circulation capillaire d'un animal sans chaleur, le mécanisme de la circulation capillaire de l'animal à température propre, vous faites ressortir les rapports de la chaleur organique avec le mouvement du sang. Et votre conviction ne peut rester incertaine, si poursuivant l'expérience, vous élevez à un certain degré l'action du calorique : le sang alors finit par s'ouvrir un passage dans des vaisseaux qui, par leur ténuité se dérobaient d'abord à la vue ; et dans ces voies nouvellement frayées, roule ses myriades de globules, les pousse et les précipite avec une vitesse que l'œil ne saurait suivre. Ravissant tableau ! qui nous montre la vie en exercice jusque dans la dernière molécule, comme pour nous en livrer les lois.

Favoriser la progression du sang dans le réseau capillaire, c'est donc là une mission confiée à la chaleur animale. Cette mission n'est pas la seule : la chaleur animale prend part aussi à la distribution du sang ; et ce fait, c'est encore dans la circulation capillaire qu'il se révèle avec évidence. Si, toujours en équilibre dans l'organisme, la chaleur animale ne pouvait monter ou descendre dans un point, sans faire participer à ce mouvement, l'économie tout entière ; ou encore si le sang cheminait dans des tuyaux solides, sans élasticité, capables de résister à l'action dilatante du calorique, les différents degrés de température, auxquels ce liquide pourrait être porté, en précipiteraient ou en ralentiraient la marche, mais n'en modifiant jamais le mode de répartition, laisseraient la circulation, dans tous ses départements, sous la puissance exclusive du cœur. Mais non : d'un côté, variant constamment, dans l'état physiologique, la chaleur animale se produit à des degrés divers, dans les organes, suivant l'exercice plus ou moins énergique de leurs fonctions ; elle se développe surtout avec exagération dans différents points, sous l'empire de certaines causes morbides ; et d'un autre côté, le sang qui, dans sa progression, subit l'influence de cette chaleur, chemine dans des tuyaux élastiques toujours prêts à obéir à la dilatation ou à la condensation dont ce fluide est l'objet ; et c'est ce mouvement variable de dilatation et de condensation dans des tubes doués d'élasticité, qui partage avec le cœur, la répartition du sang. Ainsi, pour que la circulation s'accomplisse avec régularité, dans des tubes élastiques ; pour que tous les organes obtiennent, chacun la quantité de sang à laquelle il a droit, et seulement cette quantité, il faut qu'à l'égard de la chaleur, tous se maintiennent entre eux, constamment dans les mêmes rapports. Que si, rompant cet équilibre, la chaleur se trouve en excès dans un point, les vaisseaux sanguins, qui s'y distribuent, augmentent de calibre, sous l'empire de la dilatation du liquide; et les colonnes qui se succèdent en vertu de la circulation, admises de plus en plus fortes dans ces tubes progressivement élargis, s'y dilatent, chacune à son tour, jusqu'à ce que la résistance des parois vasculaires distendues, puisse balancer l'action dilatante du calorique; ou que cédant enfin, ces parois se déchirent, et laissent échapper le sang dans la trame des tissus, témoignage trop certain de désorganisation. Mais c'est là l'inflammation à tous les degrés, depuis la simple injection sanguine, jusqu'à la gangrène! Elle se dévoile, elle se livre sans mystère; et si, dans cet enchaînement de faits que je viens de dérouler à vos yeux, je ne suis point parvenu à vous faire toucher le point où finit la physiologie, et où commence la pathologie; si je ne vous ai point fait saisir le phénomène initial auquel se rattache l'ensemble de ce mouvement d'hydraulique animale; alors il faut renoncer à toute démonstration, et, à l'exemple des prêtres médecins de l'antiquité, placer tous les dogmes de votre science, vérités ou erreurs, sous l'inviolabilité d'une foi consacrée.

Est-ce à dire que toute congestion sanguine se

rattache nécessairement et uniquement à la chaleur? Non : la circulation du sang s'accomplit sous des conditions diverses ; et chacune de ces conditions peut, en déviant, apporter sa part de trouble dans la fonction. Ainsi, ni les contractions régulières d'un cœur normal, pour pousser les colonnes sanguines dans l'arbre artériel; ni une chaleur maintenue dans des limites déterminées, pour protéger le passage du sang à travers ses tuyaux les plus ténus, ne suffisent à l'intégrité de la circulation; il faut encore que ces tubes de tout calibre, soient parfaitement exempts d'altération textile, et que, garantis de la moindre gêne, ils soient libres dans toute leur étendue, et jusque dans leurs divisions les plus délicates; il faut enfin que, sauvegardé dans sa composition chimique, le sang, en parcourant son trajet, ne trouve à contracter aucune combinaison, par laquelle puisse être altérée sa constitution élémentaire. C'est pour n'avoir point saisi ou seulement pressenti ces conditions mutiples de la circulation sanguine, que, d'un côté, les pathologistes, ont introduit dans l'histoire de l'inflammation, la plus déplorable confusion, et que, d'un autre côté, les expérimentateurs ont imputé à l'inflammation, des faits complètement étrangers à cet acte morbide, et accomplis même chez des animaux qui n'en sont pas susceptibles. Déjà, dans un autre travail, je démontrai que l'inflammation n'est pour rien dans la rougeur produite sur les membranes de la grenouille, par l'eau salée ou l'ammoniaque; je démontrai que, sous l'action de ce dernier réactif, s'opère un phénomène à la fois d'endosmose et d'exosmose, ou, selon l'expression de M. Magendie, d'imbibition et d'exbibition; que ce double mouvement se traduit par la coagulation du sang, soit à la surface des membranes, soit dans la capacité même des vaisseaux. Je démontrai de plus qu'en changeant le réactif, on change la rougeur; que, très foncée ici, et tirant sur le brun, la nuance se montre d'un rose vif, sous le contact de l'eau salée; qu'enfin, dans cette dernière condition, se produit seulement la moitié du phénomène, c'est-à-dire que l'imbibition du réactif s'opère sans exbibition du sang, et que, de la combinaison des deux fluides dans les tuyaux circulatoires, résulte la précipitation des globules sanguins sur les parois vasculaires, précipitation qui donne à la rougeur, un caractère pointillé assez remarquable. Certes, je devais croire que c'en était assez pour détacher à jamais, de l'inflammation, tous ces troubles de la circulation sanguine, accomplis uniquement sous l'empire des affinités chimiques. Mais non, continuant de se prévaloir de ces divers phénomènes, les expérimentateurs dirigent leurs recherches, aujourd'hui comme hier, avec les mêmes agents; et sans davantage tenir compte de la chaleur organique, ils ne cessent de confondre, dans leurs études, l'animal à sang froid et l'animal à sang chaud. Assimilation vicieuse! dont se trouvent entachées les observations de Bruecke, de Warton Jones, de Paget, de Lebert, et d'autres encore, qui tous ont choisi la grenouille pour sujet d'expériences, et tout fiers de leurs découvertes, ont voulu ensuite y ajuster la pathologie de l'homme. Leurs travaux, si délicats qu'ils soient, n'ont cessé d'expier, par leur stérilité même, le tort d'une telle confusion.

Ces savants physiologistes se sont attachés surtout à établir comme phénomène essentiel du début de l'inflammation, la contraction des petites artères qui portent le sang dans la partie marquée pour le travail phlegmasique. Ils admettent que, retenu dans sa marche, par cette contraction, le sang engorge les tubes capillaires et les radicules veineuses dont il a bientôt produit la distension, et que cette distension secondaire, pour peu qu'un tel état se prolonge, vient encore ajouter à la gêne circulatoire. Tel est leur dernier mot sur le mécanisme de l'inflammation. Et ceux qui ont écrit une pareille théorie, sont des hommes d'un savoir reconnu, et versés dans les sciences physiques aussi bien que dans les sciences médicales ! Mais ils ont donc oublié leur logique, derrière la lentille de leur microscope ! Si encore au lieu des artères, ils avaient fait contracter les veines, on concevrait, à la rigueur, la gêne de la circulation sanguine, dans le réseau capillaire, bien que de sérieuses difficultés de détail se fussent présentées alors, dont leur système ne fût point sorti sans blessure. Mais arguer d'un obstacle à l'abord du sang dans ce réseau, pour rendre raison de l'engorgement qui s'y produit; en vérité, il faut avoir bien des griefs contre le bon sens, pour l'offenser à ce point! Votre grand principe, je vous l'accorde; cette contraction artérielle dont vous faites tant d'éclat, admettons-la aussi puissante que vous l'exigerez; mais c'est le présent des Grecs; car plus je vous ferai de concessions à cet égard, plus j'aiguiserai mon arme; et si, entrant largement dans vos idées, je fais contracter les artères jusqu'à l'occlusion de leur calibre, je vous conduirai tout droit à cette conclusion édifiante, que les vaisseaux capillaires s'engorgent alors qu'ils ne reçoivent plus de sang; ou, si vous l'aimez mieux, qu'il suffit, pour emplir un bassin, d'en détourner la source.

Mais il est une expérience bien simple, et qui s'offre à vous, tous les jours, pour faire justice de votre conception, c'est la ligature des artères, dans la pratique chirurgicale. Où est donc l'engorgement sanguin, où est l'inflammation qui, d'après votre dogme, devrait envahir le membre entier, dont le tronc artériel a été ainsi oblitéré? Loin de là, le sang lui manque, ou ne lui est plus distribué qu'avec parcimonie, et vous avez bien soin, en y élevant la température, au moyen de sable chaud, de venir en aide à la circulation capillaire, empruntant ainsi à la nature, le procédé, ou plutôt l'agent dont elle s'est servi, pour assurer cette circulation même.

Je comprends d'ailleurs comment sont tombés dans l'erreur les physiologistes que je combats : en appliquant sur les membranes de la grenouille, un réactif chimique, et c'est d'ordinaire l'ammoniaque, ils déterminent une vive douleur, sous l'action de laquelle s'agite immédiatement l'animal, et alors ils ont bien pu apercevoir, dans les artères une réduction de calibre, causée soit par une véritable contraction de ces vaisseaux, soit par une pression des muscles voisins. Pour moi, je n'ai constaté qu'une accélération très passagère du cours du sang, aussitôt suivie de ralentissement, et promptement même d'abolition complète ; triple phénomène, dont la première phase est due aux contractions violentes du cœur, sous l'empire du saisissement de l'animal, avant que la combinaison de l'ammoniaque avec le sang ait pu s'accomplir ; et dont les deux dernières se rapportent à cette combinaison même, comme je l'ai démontré par les expériences les plus variées.

Mais qu'importent les contractions vasculaires ? Ces contractions ne sauraient jamais faire naître un engorgement sanguin. Les anastomoses, d'autant plus multipliées qu'on se rapproche davantage du réseau capillaire, ne suffisent-elles pas à protéger la progression du sang, dans ce département de la circulation ? Et quand, dans la pratique chirurgicale, je vous vois, après avoir lié le bout supérieur d'une artère divisée, forcé d'en lier encore le bout inférieur, pour éviter une hémorrhagie de reflux, je ne comprends plus que vous fondiez, sur un obstacle mécanique, tout votre système étiologique de l'inflammation. Non, la circulation, dans le réseau capillaire, n'est point soumise aux conditions que vous prétendez lui imposer; le sang, dans cet ensemble de vaisseaux qui tous communiquent les uns avec les autres, échappe à vos entraves; et si quelque obstacle mécanique en retarde parfois la progression, c'est toujours plus haut qu'est situé cet obstacle; c'est par la médiation du système veineux qu'il pèse sur la circulation capillaire, et c'est enfin non plus par l'inflammation que s'en trahit l'existence, mais bien par l'infiltration séreuse. Cherchez donc un autre mécanisme à l'inflammation, ou plutôt ne cherchez plus; car jusqu'à ce que vous soyez initié aux conditions de la circulation capillaire, jusqu'à ce que vous ayez saisi l'élément en vertu duquel le sang chemine dans ces vaisseaux les plus déliés, vous vous flatteriez vainement de surprendre un tel mystère pathologique. Comment fixer le mécanisme d'un mouvement morbide, quand on ignore le mécanisme par lequel s'accomplit l'acte normal auquel il se rapporte, et dont il n'est que la déviation?

L'ammoniaque et l'eau salée ne sont pas les seuls réactifs propres à déterminer la rougeur sur les membranes de la grenouille : tous les agents la produiront, qui seront susceptibles de former, avec le sang de l'animal, un composé coagulable, ou de précipiter les globules de ce fluide ; seulement, comme je l'ai dit, les nuances de cette rougeur seront variées suivant la nature de la combinaison. Il y a plus, l'injection sanguine s'obtient même par la simple dénudation des tissus, avec exposition à l'air, pourvu qu'on fasse vivre l'animal assez longtemps hors de l'eau, et l'on y parvient aisément en le maintenant sur la terre humide. En peu de jours on voit l'afflux sanguin se dessiner, d'abord par une coloration rosée, puis par une teinte mieux accusée, bientôt enfin par un rouge très vif. Sans doute il serait intéressant de pénétrer le mécanisme étiologique d'un tel phénomène ; mais quel qu'il soit, ce mécanisme ne saurait être rapproché de celui de l'inflammation ; la chaleur y est absolument étrangère, et ce n'est que par une abusive induction que, sur de simples apparences extérieures, on confond des faits d'une origine si différente, et dont les éléments se ressemblent si peu. Ici je supçonne l'air en contact avec les tissus entamés, d'exercer une action attractive sur le sang de l'animal ; et ce qui autorise une telle opinion, c'est que ce liquide transsude constamment à la surface de la plaie, où l'on peut, à tout instant, le recueillir pour le soumettre à l'épreuve du microscope ; c'est qu'en plaçant l'animal, non plus sur la terre humide, mais bien dans l'eau pour soustraire au contact de l'air, la région dépouillée, vous attendez vainement, quelque temps qu'on vous accorde, la production d'une pareille injection sanguine.

Je tiens à le déclarer toutefois, le soupçon que j'exprime ici, je n'y attache aucune importance; et si l'interprétation du fait ne vous paraît pas légitime, vous en chercherez une autre; mais vous laisserez hors de cause, l'inflammation; car il faut de la chaleur à cet acte morbide; et l'animal, sur lequel nous avons expérimenté, n'en est pas doué. Certes, quand le véritable élément de l'inflammation se rencontre dans l'organisme, il n'est pas nécessaire de se mettre en frais d'invention, pour faire éclater cette rougeur que vous n'obtenez, chez les animaux inférieurs, que sous des conditions fort limitées. Une simple piqûre suffit; et cela, dans quelque région du corps que ce soit. Chez l'animal à sang froid, il n'en est plus ainsi, et il arrive même que les violences les plus graves, et sur les organes les plus délicats, soient impuissantes à faire surgir la moindre rougeur. J'ai, maintes fois, renfermé des corps étrangers dans la cavité abdominale de la grenouille; récemment encore j'ai introduit avec force au sein des viscères, et en déchirant le mésentère, deux morceaux de bois anguleux, chacun de deux centimètres sur un; et après cinq jours de ce douloureux contact, le péritoine se montrait partout avec sa couleur et sa transparence normales.

Le séton, passé à travers la cuisse, m'a fourni des résultats variés : tantôt fort peu de sang épanché, sans rougeur sensible des tissus environnants; tantôt une notable quantité de sang hors des vaisseaux, et alors une rougeur prononcée, répandue même assez profondément dans l'épaisseur des muscles. Est-ce à l'imbibition qu'il faut rapporter cette coloration qui donne l'apparence inflammatoire ? Si, au lieu de placer une bandelette de linge, dans la cuisse transpercée, vous y faites séjourner un membre de grenouille dépouillé de la peau, de manière à mettre le tissu musculaire en rapport avec le sang épanché, ce tissu se colore, non pas autant que les tissus vivants divisés, mais suffisamment pour résister au lavage. Ce résultat est évident après trois jours seulement; il l'est davantage après huit.

Que si maintenant vous recueillez avec soin, et jour par jour, sur les animaux mis en expérience, le liquide fourni par les tissus divisés, pour le soumettre à l'examen microscopique, vous observez d'abord des globules du sang à l'état normal, et très multipliés; puis des globules qui se déforment, se raréfient et qui, après quelques jours, ont même disparu. Ce liquide à globules altérés, ne sera peut-être autre chose, à vos yeux, qu'un véritable pus, et je ne prétends point m'inscrire contre une telle opinion. Mais alors il en faudra conclure que le travail phlegmasique n'a pas le monopole de la suppuration, et qu'il suffit, pour produire du pus, d'une division dans les tissus, indépendamment de toute inflammation. Les plaies de la plante seraient au même titre, le siége d'une suppuration, et si le liquide qu'on y recueille ne ressemble pas à celui que je viens de signaler, c'est que le fluide nutritif, qui en fournit les éléments, n'est point le même.

Dans une communication faite à la société de Biologie, le Dr Follin a prétendu avoir développé l'inflammation et de véritables abcès sur les membres fracturés de la grenouille. En énonçant son expérience, le docteur Follin a bien posé, comme condition des résultats qu'il dit avoir obtenus, l'élévation de la température extérieure; mais n'a d'ailleurs accompagné le récit d'un tel fait, d'aucun détail auquel on puisse en mesurer la valeur. C'est une lacune à laquelle il faut suppléer. Obéissant aux conditions de température qu'exige M. Follin, j'ai profité du mois d'août 1849, alors que le thermomètre centigrade oscillait entre 20 et 24 degrés, pour mettre en expérience cinq grenouilles à chacune desquelles je fracturai, soit les deux cuisses, soit une seule. L'expérience fut commencée le 21 du mois, et le 23 déjà une grenouille était morte : l'examen que j'en fis me révéla un épanchement sanguin considérable, procédant évidemment de l'artère crurale déchirée par un des fragments du fémur. A l'incision des tissus, le sérum s'écoula sous l'apparence d'un liquide rougeâtre; mais le caillot adhérait aux muscles qu'il avait tellement imprégnés de sa matière colorante, qu'un lavage de quelques minutes ne put rendre à ces organes leur nuance naturelle. Jusqu'ici point encore d'inflammation, à moins que

chez cet animal dont la mort est évidemment impu-
table à l'hémorrhagie, on ne veuille donner ce nom
à la rougeur des muscles ; mais une des expériences
suivantes enlèvera même cette ressource à l'argumentation.

Parmi les quatre grenouilles qui me restent, je
constate le 25 un nouveau décès : ici les deux cuisses
avaient été fracturées, et l'un de ces membres présente, comme chez l'animal précédent, avec la lésion
de l'artère crurale, un épanchement sanguin considérable ; l'autre, un épanchement peu abondant, ou
plutôt une simple ecchymose. Rougis d'ailleurs par le
sang, les muscles de ces deux membres ne se décolo-
rent pas au lavage. Nous n'étions encore qu'au quatrième jour de l'expérience, et il était peu probable
que le travail suppuratoire, s'il était possible, eût eu
le temps de s'accomplir. Néanmoins, je recueillis le
fluide qui se trouvait au sein de la lésion, et je ne fus
point surpris, en l'examinant au microscope, de n'a-
percevoir que des globules sanguins altérés.

Le 28, troisième décès : la cuisse fracturée présente
un épanchement sanguin avec imbibition des tissus ;
et la sérosité du sang, légèrement colorée, décèle,
sous le microscope, la présence, non de sphéroïdes,
mais de cercles dont les bords un peu larges contrastent, par leur opacité, avec la transparence du centre.
Une expérience comparative nous éclairera plus tard
sur la nature de ces cercles.

La rougeur vive, que j'ai chaque fois retrouvée sur les muscles voisins de la fracture, n'avait, pour moi, rien d'équivoque : c'était simplement un phénomène d'imbibition, et il fut aisé d'en acquérir la certitude par une expérience. Reprenant la grenouille dont il vient d'être question, je coupai à la partie moyenne la cuisse laissée intacte, et ce membre, ainsi séparé du tronc et entièrement exsangue, je le maintins vingt-quatre heures, au moyen d'un lien, en contact par l'extrémité fraîchement incisée, avec l'épanchement sanguin de l'autre cuisse ; et le résultat de cette juxta-position fut l'imbibition rouge des tissus auparavant décolorés, imbibition résistant, comme dans les expé-riences précédentes, à une chute d'eau de quel-ques minutes.

Le 31, dixième jour de ces recherches, les deux dernières grenouilles sont encore très-vivaces : l'une d'elles a eu pourtant les deux cuisses fracturées; mais on peut constater que les principaux vaisseaux ne sont point intéressés, et que les membres ne sont le siége ni d'épanchement sanguin ni de rougeur. Une lame de verre, passée sur les moignons de ces membres ne recueille que du sang dont les globules sont parfaite-ment distincts. Ce liquide vient évidemment de s'é-chapper des vaisseaux béants, après l'ablation.

Nous voici au 30 septembre : un dernier animal me reste, qui se trouve au trente-neuvième jour de sa frac-ture; et pour peu qu'il y ait ici aptitude à un travail suppuratoire, nous devons en rencontrer les traces ; nous devons les rencontrer, car température et durée, toutes les conditions ont été parfaitement remplies. Il s'agit maintenant, en pénétrant au sein de la lésion, d'éviter une hémorrhagie qui, si peu copieuse qu'elle fût, suffirait encore à masquer, en les entraînant, les globules de pus qui pourraient s'y être produits. Pour éloigner cette cause d'erreur, je commence par arrêter toute circulation dans le membre, en le séparant tout entier du corps de l'animal ; et pénétrant alors, avec l'instrument jusqu'au siége de la fracture où se trouve un léger épanchement, je recueille sur une plaque de verre, le fluide qui se trouve sur les fragments de l'os et les chairs voisines. Placé sous la lentille du microscope, ce fluide apparaît semi-transparent, et l'on y rencontre çà et là des cercles semblables à ceux que j'ai déjà signalés. Quel est la nature de ces cercles ? A l'expérimentation encore le soin de répondre.

Quelques gouttes de sang de grenouille ont été conservées quarante-huit heures dans un verre de montre ; et, réduit alors en un caillot solide, ce sang a été délayé dans une petite quantité d'eau, pour être soumis à l'examen microscopique. Retrouvant ici ces mêmes cercles à bords opaques, je n'ai pu les rattacher qu'à un travail d'altération accompli dans le sang, hors des vaisseaux de l'animal.

Toutes ces expériences ont été, de ma part, l'objet du plus grand soin, et plus je les ai répétées, plus s'est fortifiée ma conviction. Certes, je ne forme qu'un vœu pour la science médicale, un seul, c'est que tous les points de doctrine acceptés aujourd'hui comme vérités incontestables, tous les dogmes auxquels, dans l'avenir, est réservé le même honneur, soient aussi bien démontrés, aussi solidement établis que l'inaptitude des animaux sans chaleur à contracter l'inflammation.

Mais, ce n'est pas seulement aux expériences sur la grenouille qu'ont été empruntés des arguments, dans le but de maintenir chez les animaux à sang-froid, une pathologie dont je cherche à les exonérer. Des faits d'anatomie pathologique ont été aussi invoqués, mais qui, à mes yeux, ne sont pas plus concluants que les expériences, et qui, reconnus parfaitement exacts dans tous les détails, n'en sont pas moins incapables d'ébranler le principe que je soutiens. Ces faits, dont le petit nombre semble accuser déjà le peu de valeur, ont été publiés, l'un par M. Robin, un autre par le professeur Lereboullet de Strasbourg; et il s'en trouve, dit-on, un troisième au musée d'anatomie pathologique de Londres. Mais qu'importe? je ne veux pas discuter sur le nombre. Le premier de ces faits est relatif à une vipère mâle, morte deux mois et quelques jours après avoir reçu un coup sur le ventre, et chez laquelle on trouva les corps graisseux augmentés de volume, soudés sur la ligne médiane, et comprimant tellement l'estomac, auquel ils adhéraient, que ce viscère, entièrement vide, ne pouvait être traversé au niveau de ces corps, ni par l'air, ni par l'eau, ni par un stylet. Ces corps graisseux, fortement congestionnés, se faisaient remarquer par des taches jaunâtres de 1 à 3 millimètres de diamètre, au nombre de 8 à 10 par chaque lobule, et rappelant, au premier aspect, le pus ou le tubercule, mais reconnus, au microscope, pour n'être autre chose que des cellules adipeuses mortifiées, dépossédées de leur transparence normale, et converties en une matière solide, à la place du liquide huileux qu'elles auraient dû contenir. D'ailleurs, pas la plus légère trace de pus ; seulement quelques corpuscules désignés sous le nom de globules granuleux de l'inflammation, d'un diamètre de deux centièmes de millimètre.

Le deuxième fait a été communiqué en 1844, à l'Académie des sciences, par M. Lereboullet, et concerne un caïman mort, selon ce savant professeur, d'une péritonite aiguë. Ici, rien ne manque : rougeur intense, exsudation de lymphe plastique, formation de fausses membranes, agglutination des intestins, sécrétion purulente, tous les caractères qu'on est convenu d'attacher à l'inflammation se trouvent réunis ; et de tels désordres, c'est un léger fragment de liège, imprudemment avalé, qui en a produit l'explosion !

Vérifier les résultats d'une expérience, en varier les détails, en contrôler l'exactitude, en apprécier la valeur, c'est là une étude toujours accessible au physiologiste. Reproduisant à volonté les faits annoncés, il les examine, les analyse, les commente, et, soit qu'il dénonce des causes d'erreur, soit qu'il confirme les notions acquises, toujours il peut se former une conviction, toujours prononcer un jugement. Que si quelque doute est à lever, si quelque omission encore entache son opération, il lui suffit de la renouveler avec plus de soin : pour lui, la voie de l'expérimentation reste ouverte. Mais des faits d'anatomie pathologique dont la reproduction est vainement attendue ; des faits qui, éclos çà et là d'une manière exceptionnelle, échappent au contrôle du physiologiste ; je le demande, est-il rationnel, est-il juste de porter la question sur un tel terrain ? Si, avant de faire connaître mes premières expériences, j'avais exposé à vos regards, une grenouille morte sous l'action de l'ammoniaque ; si je vous avais montré sur une région plus ou moins circonscrite de l'enveloppe de cet animal, une rougeur intense, une exsudation glaireuse et sanguinolente, une dilatation des vaisseaux, vous auriez dit que c'étaient là incontestablement les caractères d'une violente inflammation ; vous l'auriez dit, car la science, pendant plus d'un siècle, n'a pas dit autre chose ; et pourtant vous n'auriez eu sous les yeux, qu'un résultat chimique dont le secret ne vous a été enfin livré que par des expériences variées, et répétées aussi souvent qu'un doute pouvait en obscurcir la signification. C'est que l'anatomie pathologique, en vous découvrant les altérations matérielles, ne vous révèle pas encore la maladie; c'est qu'entre une altération et l'opération vitale qui en a été le mobile, se trouve toute la distance de la vie à la mort. Je pourrais donc, déclinant hardiment l'autorité des faits que je viens de rapporter, me dérober à la discussion ; je le pourrais, puisqu'il ne nous est point donné de multiplier à volonté les observations de manière à obtenir tous les éléments d'une conclusion légitime ; je le pourrais, puisque l'interprétation donnée aux altérations matérielles qui sont signalées, est en opposition formelle avec les résultats autrement concluants des expériences qu'on peut chaque jour répéter ; je le pourrais enfin, puisque les animaux sur lesquels ont été recueillis ces faits, manquent absolument des conditions organiques desquelles relève exclusivement l'inflammation. Mais non, je n'abdiquerai point ainsi le droit de suivre dans tous leurs détails ces observations d'anatomie pathologique, d'en apprécier la valeur, d'en pénétrer le sens. Et telle est la force d'expansion de la vérité, qu'une fois constatée ou seulement aperçue, elle transpire, se dégage et s'échappe des faits mêmes par lesquels on prétendait la tenir captive encore, et en la comprimant, la frapper d'interdit.

Le premier de ces faits, celui de **M. Robin**, porte avec lui le cachet d'une scrupuleuse exactitude ; mais, recueilli sous la pression d'idées arrêtées et longuement nourries, ce fait s'est heurté au dogme qui, encore aujourd'hui, absorbe presque toute la pathologie, et il en subit la domination. Ainsi, chez votre reptile, vous observez une congestion sanguine dans les corps graisseux; vous constatez une soudure de ces corps entre eux; et c'en est assez, à vos yeux, pour prononcer avec confiance le mot *inflammation*. L'absence de pus dans le tissu cellulaire vous touche peu ; et pourtant c'est ce même tissu qui, chez l'animal à sang chaud, est le plus propre au travail suppuratoire. Croyez-vous qu'après une violence qui, ayant comme ici, porté la désorganisation dans les tissus vivants, aurait fait surgir l'inflammation et l'aurait maintenue plus de deux mois à un haut degré, croyez-vous qu'un animal à température propre eût jamais évité la suppuration? Mais poursuivons : la vipère est un animal à sang froid qui partage exactement la température du milieu où il vit ; et, quelles que soient les violences, quelles que soient les tortures que vous lui infligiez , jamais vous ne lui transmettrez une aptitude que lui refuse son organisation; jamais vous ne lui donnerez la faculté de produire du calorique. Or, s'il est vrai de dire que, dans des conditions données, une inflammation peut bien s'accomplir sans suppuration, je ne comprends plus rien à une inflammation sans chaleur! Il faut avouer au moins qu'on ne saurait être plus malheureux dans le choix de l'expression, pour désigner une maladie! Et maintenant, si vous n'avez plus ni chaleur ni suppuration, que vous reste-t-il donc pour caractériser votre inflammation? Il vous reste la congestion sanguine et la soudure des corps congestionnés. Mais sont-ce là des phénomènes exclusivement liés à l'inflammation? Mais avez-vous tenu compte de tous les éléments de la circulation sanguine et de toutes les causes qui ont pu ici faire dévier le cours normal du sang? Rupture et destruction de plusieurs cellules, transsudation du fluide circulatoire, source première du travail de réparation, quelle part avez-vous faite à tous ces phénomènes dans l'affection à laquelle a succombé votre vipère? Exercez sur un végétal une violence par laquelle vous en intéresserez le tissu : là aussi vous aurez une exsudation de fluides circulatoires, un travail de réparation, une soudure avec hypertrophie; et tous ces phénomènes, vous pourriez, au même titre, les imputer à l'inflammation. Dans la nature du fluide circulatoire est la seule différence.

M. Robin est un micrographe habile, et il s'est asuré que, tout en se présentant sous l'apparence du pus, les taches jaunâtres de sa vipère n'étaient autre chose que des parois mortifiées de cellules adipeuses. Mais supposez ce même fait dans les mains d'un observateur moins sévère; et le mot d'abcès va retentir; et dans la question vont s'introduire de nouveaux éléments d'erreur. Que de fois les faits d'anatomie pathologique n'ont-ils pas emprunté une signification mensongère, ici, à l'insuffisance; là, aux préoccupations de l'observateur!

Cette rigoureuse exactitude dont le récit de M. Robin porte l'empreinte, nous ne la retrouvons plus dans la narration de M. Lereboullet; et c'est d'autant plus regrettable, que nous devons moins compter sur la reproduction du fait qu'il a publié. Ici, point d'examen microscopique, pour déterminer la nature du liquide recueilli dans l'abdomen du caïman; et l'on vient de voir combien pourtant cet examen est nécessaire. Mais telle n'est pas la seule circonstance qui entache cette observation : c'est par une perforation intestinale que le fragment de bouchon de liége est passé dans la cavité abdominale; or, si ce corps étranger a été capable de développer une péritonite mortelle, il a dû, avant tout, déterminer une violente phlegmasie de la surface interne de l'intestin, phlegmasie dont l'ulcération n'a été que le résultat, et dont M. Lereboullet ne dit mot. Une telle omission laisse déjà planer des doutes sérieux sur les détails de l'observation; et ces doutes se fortifient, quand on songe que, s'attaquant à de grands animaux, le caïman avale des membres entiers de chevaux dont il a broyé les os entre ses mâchoires. Que peut être un fragment de liége auprès de ces os dont l'animal précipite chaque jour, dans ses viscères, les mille éclats, anguleux? Mais passons : j'admets que, dans votre fait d'anatomie pathologique, tout ait été soigneusement observé, tout fidèlement décrit; je l'admets, bien que les assertions peu sincères de Beaucoup d'écrivains me donnassent le droit de refuser une pareille concession ; je dis que toutes les facultés vitales, variables dans leur exercice, peuvent subir des déviations, qui ne sont autre chose que des maladies ; que la faculté calorisatrice ne saurait faire exception à cette loi ; que l'animal, à qui le privilége en est accordé, se trouve en retour, soumis infailliblement à des maladies dont les autres animaux sont exempts ; que l'inflammation, dont tous les phénomènes s'enchaînent physiquement à l'exagération locale de la chaleur, est une de ces maladies ; et qu'enfin, si vous êtes parvenu à constater, chez l'animal à sang froid, la la présence du pus, résultat que je ne conteste pas, il vous faut alors, comme je l'ai déjà dit, chercher, au travail de suppuration, un tout autre élément que l'inflammation même. Ici, point de transaction ; l'empire de l'organisation est absolu ; et vous n'obtiendrez pas plus une inflammation sans le concours de la chaleur, que vous n'obtiendrez une névralgie sans le concours de la sensibilité. Vous reconnaissez, et vous avez mille fois raison, que cet acte morbide est un phénomène vital : mais alors cherchez donc l'élément organique auquel vous puissiez le rapporter, comme vous avez cherché dans l'élément sensitif de l'organisation, le principe du phénomène morbide de la douleur. Si, au lit d'un malade, vous posiez la question à un physicien complétement étranger à tous vos dogmes pathologiques, il vous répondrait avec beaucoup de raison, le thermomètre à la main : Le fait est des plus simples : sur cette partie vivante, dont le volume est doublé par l'inflammation, je constate un surcroît de température de 4, 6, 8 degrés, plus ou moins; et cet excès de calorique a pour résultat infaillible la dilatation du sang, comme l'augmentation de calibre des tuyaux élastiques dans lesquels chemine ce fluide. A cette solution si claire, si précise, si palpable, opposerez-vous cette doctrine professée depuis si longtemps et qui mérite si peu de l'être, doctrine qui accuse je ne sais quelle irritation d'appeler et d'accumuler le sang, par je ne sais quel mécanisme, et de donner ainsi naissance à la tuméfaction d'où se dégage ensuite une proportion de calorique relative à la masse du fluide ? Mais s'il suffisait, pour élever la température d'une partie du corps, d'y accumuler et retenir le sang, il serait facile d'obtenir un tel résultat, au moyen de l'appareil hémospasique du docteur Junod, appareil qui, on le sait, peut déplacer une masse considérable de sang. Eh' bien ! je me suis soumis à l'épreuve moi-même; et, après avoir fait fonctionner une demi-heure cet appareil sur la jambe droite, dont la circonférence s'est ainsi accrue d'un centimètre, j'ai constaté que, de 31°, 5, la température de ce membre était descendue à 30°, 5. Cet abaissement de température, je ne l'impute point à l'accumulation anormale du sang dans la jambe; mais bien à l'insuffisance du vêtement, qui, consistant en un simple bas, n'a pu s'opposer à une légère déperdition de calorique. Toujours est-il que, dans cette opération, l'accumulation du sang n'a rien ajouté à la chaleur du membre. C'est qu'une telle accumulation se lie ici à un élément tout différent de celui de l'inflammation ; c'est qu'au lieu d'avoir pour mobile l'ascension de la chaleur animale, l'afflux sanguin et la dilatation des vaisseaux s'enchaînent directement à une diminution du poids de l'atmosphère ; et vous porteriez ce phénomène hydraulique plus loin encore, vous le pousseriez jusqu'à la rupture des vaisseaux, que vous n'en resteriez pas moins impuissant sur la température du membre.

Si, dans une région du corps, le dégagement de calorique était proportionné à la masse du sang qui la pénètre, tous nos organes, tous nos tissus se maintiendraient à des températures inégales, puisque tous reçoivent des quantités différentes de fluide circulatoire. Je sais bien qu'arguant de l'observation de Hunter, vous m'opposerez que la température d'une partie enflammée n'est jamais supérieure à celle du sang dans le cœur. Mais de quelle valeur peut être une pareille objection ? A quel titre comparer la température d'une région centrale, à l'abri du contact de l'air, avec la température d'une partie extérieure soumise à une soustraction incessante de calorique ? Ce qu'il faut comparer, c'est la température du sang, dans le cœur enflammé, avec la température du sang, dans le cœur à l'état normal ; et alors vous constaterez une différence notable, comme vous pouvez d'ailleurs la constater sur toutes les autres parties, quand, des conditions normales, elles passent à l'état phlogistique. Cette différence est tellement sensible, que celui-là est frappé d'étonnement, qui en fait, pour la première fois, un objet d'observation attentive et rigoureuse. Mon ami le docteur M.... était en proie à une arthrite du pied droit, arthrite à laquelle concouraient toutes les articulations de cette portion du membre, et dont le retensissement sur l'économie s'exprimait par la chaleur générale et par la fréquence du pouls portée à 90 et 100 pulsations à la minute. Pénétré de la foi commune, il jugeait qu'en vertu de l'irritation développée dans les articulations du pied, irritation sur la nature de laquelle il n'y avait point à s'expliquer, le sang était appelé en excès dans cette région, et que l'abondance du fluide était la seule cause du dégagement de la chaleur. Pour toute réponse à une telle croyance, je plaçai le thermomètre entre les deux premiers orteils, où il marqua 38 degrés, tandis que du côté sain il ne s'élevait qu'à 34. Puis, mesurant les deux pieds par une circonférence dont le diamètre touchait d'un côté à la partie moyenne de la surface plantaire, de l'autre au point correspondant de la surface dorsale, et ne trouvant qu'une augmentation d'un centimètre dans le pied affecté, je fis observer au malade que cette différence ne représentait qu'un volume de sang d'un millimètre et demi sur toute l'étendue de la région souffrante; et je le laissai juger lui-même si un tel volume de sang en excès pouvait jamais justifier un surcroît de température de 7 degrés. C'était assez pour ébranler le docteur M.... dans ses préventions; toutefois, voulant pousser la démonstration jusqu'à la dernière évidence, je plaçai le thermomètre alternativement sur les deux jambes, où je n'obtins, quelque fût le côté, que 33 degrés. Résultat concluant! dont la signification était invinciblement que le pied, recevant un liquide dont la température s'élevait seulement à 33 degrés, s'il en développait une de 38, était réellement le foyer de cette chaleur exagérée, indépendamment de la quantité plus abondante de sang dont il pouvait être pénétré. Est-il nécessaire de dire que toutes ces remarques entraînèrent un changement de thérapeutique? Depuis six semaines, le traitement suivi ne témoignait que de son impuissance : cataplasmes chauds et fourrures, applications de sangsues et onctions sédatives, tous les moyens employés d'ordinaire contre l'arthrite avaient perdu le droit d'inspirer encore quelque confiance; et le malade, homme d'un sens droit, d'une instruction solide, pardonnait d'avance à une nouvelle direction qui, ménageant sa raison, se bornerait à heurter les dogmes de l'école. L'indication, à mes yeux, n'avait rien de difficile: il s'agissait de dépenser autant que possible l'excès de chaleur qui se produisait dans la région malade; et dans cette pensée, je conseillai au docteur M.... de joindre au repos, l'exposition libre et incessante du pied à l'air. Cette thérapeutique, si simple et à la fois si naturelle fut promptement jugée par l'allègement de la douleur et la diminution des symptômes fébriles; elle fut jugée encore par l'exaspération de la souffrance chaque fois que, par convenance, le docteur M.... se couvrait momentanément le pied, en présence de personnes dont l'âge et le sexe lui imposaient cette réserve. Une feuille de papier, et c'était d'ordinaire un journal, posée légèrement sur le membre, en diminuant ainsi la déperdition du calorique, suffisait à un tel résultat. Épreuve et contre-épreuve, tout ici sanctionnait et le principe pathologique, et le traitement qui en était la légitime déduction.

Parmi les faits, nombreux dans mes notes, qui trahissent ainsi le véritable rôle de la chaleur animale dans l'inflammation, je me contenterai de citer encore une jeune fille de 25 ans, dont le poignet gauche, atteint d'arthrite, avait acquis par le gonflement, un surcroît de 3 centimètres dans la circonférence. La température est des deux côtés la même, soit à la région axillaire, où le thermomètre marque 37°, 5, soit au pli du bras, où la colonne mercurielle s'arrête à 36°, 4, soit enfin sur l'avant-bras, où l'instrument n'exprime plus que 35°. Mais sur le poignet malade, le liquide thermométrique, s'élevant de nouveau, parvient à 37°, et se maintient même à 36°, 4 entre les doigts index et médius, tandis que, du côté sain, il ne dépasse pas 35° sur le poignet ni entre les doigts. Voilà donc un sang qui, à l'aisselle et près du centre du corps, portant une température de 37°, 5, cède progressivement du calorique à l'air ambiant, en approchant des extrémités, et qui, parvenu à la partie moyenne de l'avant-bras, fait descendre la colonne mercurielle à 35° pour l'élever de nouveau à 37° sur le siége même du mal, et la maintenir encore à 36°, 4 dans les parties que ce fluide n'arrose qu'après avoir traversé la région affectée. Certes, si vous refusez de placer dans ce poignet même le foyer d'où se dégage cet excès de calorique, si vous persistez à faire procéder l'ascension locale de la température, de l'abondance du sang dont est pénétrée cette région, il ne vous restera plus qu'à inventer de nouvelles subtilités pour expliquer comment, avec une température de 35°, un liquide peut en transmettre une de 37 ; il ne vous restera plus qu'à nous dire pourquoi, au-dessous du point malade, le thermomètre s'élève encore à 36°, 4, tandis qu'au dessus, et par conséquent plus près du centre circulatoire, il n'atteint que 35°. Ce fait, je l'ai recueilli à la Charité, dans le service du docteur Briquet, sous le contrôle public ; et, médecins ou élèves, tous ont pu comme moi le vérifier et le juger. Mais pourquoi invoquer des témoignages, alors que l'observation clinique fournit chaque jour des faits identiques ? Un thermomètre et une attention patiente suffisent à chacun pour de semblables appréciations. Quelle que soit la partie enflammée, quelque légère que soit l'inflammation, toujours vous constaterez, dans le siége du mal, un excès de chaleur dont l'afflux sanguin ne saurait vous rendre raison. Choisissez la membrane la plus fine, mais accessible à votre observation, la conjonctive, par exemple, là où quelques gouttes de sang à peine, moins que cela peut-être, font les frais de l'inflammation ; et le thermomètre encore vous dénoncera une ascension de température de deux et trois degrés, et parfois davantage. Ainsi le témoignage de l'observation directe est constant : là où il y a inflammation, il y a élévation de température; et cette élévation de température n'est jamais le résultat d'un sang en excès. Les lois physiques, lois auxquelles ne saurait échapper l'organisation, placent au contraire l'afflux sanguin sous la dépendance immédiate de l'exagération de la chaleur; et je m'étonne que la pathologie ait attendu si longtemps une vérité de cette évidence. Lorsque vous approchez un membre d'un foyer ardent, ne le voyez-vous pas rougir, se tuméfier, simuler enfin l'inflammation? Le phénomène est le même ; la seule différence, c'est qu'ici le calorique rayonne de l'extérieur sur les tissus vivants, au lieu de se produire dans ces tissus même. Que si un tel fait paraît trop simple et trop vulgaire; si la conviction ne doit être le prix que d'expériences plus dignes, et auxquelles l'appareil scientifique vienne ajouter quelque prestige, armez-vous du microscope ; et, après avoir disposé sur votre porte-objet la membrane interdigitaire d'une grenouille, présentez un fer incandescent à quelques centimètres au-dessous : tout à coup la circulation va doubler de vitesse, et, si vous prolongez l'expérience, acquérir une prodigieuse rapidité. Le sang alors devient visible dans des tuyaux que vous n'aperceviez pas d'abord ; et les tubes circulatoires finissent par obtenir un calibre triple ou quadruple de celui qu'ils avaient auparavant. Cette expérience, qui laisse, dans la membrane interdigitaire, une injection très-visible à l'œil nu, et qui vous rend ainsi une image assez fidèle de l'inflammation, cette expérience était la seule, chez l'animal sans chaleur, qui eût pu jeter quelque lumière sur le mécanisme de cet acte morbide ; et c'est aussi la seule que les physiologistes se soient bien gardés de tenter. M. Poiseulle, à la vérité, l'a pratiquée, mais dans un tout autre but, et uniquement pour démontrer l'influence de la chaleur extérieure sur la rapidité de la circulation capillaire. Et non-seulement cet expérimentateur n'a fait, à la chaleur animale, aucune application des phénomènes qu'il a observés ; mais encore, soit qu'il n'ait pas poussé l'épreuve assez loin, soit qu'il ait obéi à d'autres préoccupations, il n'a fait mention ni de l'injection sanguine, ni des dilatations vasculaires, phénomènes qui pourtant sont ici des plus prononcés. Aussi les expériences de Haller, de Thompson, de Ch. Hastaing, etc., etc., sont-elles restées en possession d'une autorité sans partage ; et comme dans ces expériences on voit, au premier contact de l'ammoniaque ou de l'eau salée, le cours du sang se précipiter un instant, sous les contractions de l'animal en proie à la douleur, pour se ralentir ensuite et s'arrêter bientôt définitivement, on a conclu que telle est aussi la marche du phénomène de l'inflammation. On a conclu ainsi, et l'on n'a pas craint d'offenser la raison par les contradictions les plus criantes ! Vainement j'interroge ma pensée, vainement je torture mon esprit, je ne puis comprendre comment, ralenti ou suspendu dans son cours, le sang peut dégager un excès de chaleur ; je ne puis comprendre comment, accumulé en quantité double, triple, décuple, si vous voulez, ce fluide peut, sans renouvellement, conserver ou augmenter de lui-même sa propre température, alors qu'il est soumis aux causes ordinaires de déperdition de calorique, comme il arrive quand l'inflammation siége dans les parties voisines de la surface du corps. D'ailleurs, quand je constate qu'à l'état normal, les fluides circulatoires ne cheminent, dans les petits vaisseaux, qu'à la faveur du calorique ; quand je vois la progression de ces fluides, chez les végétaux et les animaux les plus simples, attachée à cette condition qui se rencontre pour eux dans le milieu où ils vivent ; quand je m'assure enfin que chez les animaux vertébrés, s'il se rencontre un cœur pour donner l'impulsion au sang, ce liquide, une fois parvenu au réseau capillaire, ne peut encore parcourir cet ensemble de vaisseaux que par le concours du calorique ; du calorique fourni aux uns par le milieu qui les enveloppe, aux autres par la puissance même de leur organisation, je ne puis en vérité me persuader qu'à l'état morbide, ce liquide va se ralentir ou s'arrêter, alors qu'il vient d'être ajouté aux éléments de sa progression. Non, le sang ne ralentit point son cours en traversant une partie enflammée; ce fluide chemine, au contraire, avec une précipitation proportionnée à la température morbide; et ce fait, que proclament si hautement les lois physiques, vous l'avez méconnu, pour avoir confondu deux actes qui, s'accomplissant dans le réseau capillaire, mais chez des animaux différents, se produisent, l'un sans dégagement de calorique, l'autre, au contraire, avec une ascension plus ou moins sensible de la chaleur; vous l'avez méconnu, pour avoir investi, du caractère inflammatoire, un simple travail chimique; vous l'avez méconnu enfin, pour avoir détourné le sens de vos expériences, à ce point qu'elles n'ont plus rendu qu'en erreur ce qu'elles ont obtenu en crédit.

Ces expériences toutefois ne seront pas perdues pour la science; mais alors vous suivrez la trace de la physiologie, et reconnaissant, pour la circulation capillaire, comme pour toute opération d'hydraulique, trois ordres d'éléments, savoir : l'état matériel des instruments dans lesquels est mû le fluide, la composition chimique de ce même fluide, enfin la force dynamique par laquelle est mis en jeu tout le mécanisme, vous assignerez aux engorgements vasculaires, une triple origine. A l'animal inférieur qui, privé de température propre, emprunte au dehors, la force dynamique de la progression du sang dans le réseau capillaire, vous laisserez les engorgements sanguins qui relèvent, soit d'une lésion des petits tubes circulatoires, comme la vipère de M. Robin vous en offre l'exemple, soit d'une altération du fluide circulant, comme vous en avez les mille témoignages, dans ces rougeurs que font naître, sur les membranes de la grenouille, l'ammoniaque, l'eau salée ou d'autres réactifs encore. Et quant à cette injection sanguine dont l'étiologie incombe à la température propre, vous en rejetterez tout le poids sur les animaux à sang chaud, et vous l'inscrirez dans leur seul cadre nosologique, sous le nom d'inflammation. Et voyez comme, à la lueur de cette triple étiologie de l'engorgement sanguin, se dissipent les obscurités de la question : ces formes nombreuses, ces nuances variées de l'inflammation, qui jusqu'ici, pour vous, sont restées si mystérieuses, le secret en est là tout entier; ce problème que vous n'osiez seulement pas aborder, vous en tenez maintenant les termes dans les trois éléments de la circulation capillaire qui sont aussi les trois éléments des injections sanguines; et si vous n'en pénétrez point encore la solution complète, c'est que le microscope et l'analyse chimique qui sont chargés de vous la fournir, sont encore en retard pour vous initier, celui-là aux changements moléculaires que peut subir la constitution matérielle des tubes capillaires de la circulation ; celle-ci à toutes les altérations dont est susceptible la composition chimique du sang.

Ainsi lorsque l'état phlegmasique éclate dans toute sa simplicité, sous l'unique jeu de la fonction calorisatrice, il présente, dans leur plus grande pureté, ses caractères classiques : *chaleur*, *rougeur*, *tumeur*, *douleur*. Que si, au contraire, à l'exaltation locale de la température organique, qui fait le fonds de l'inflammation, viennent se joindre d'autres éléments qui, empruntés aux altérations du sang, apportent leur part d'influence sur la circulation capillaire; c'est alors un état pathologique complexe, d'une origine double, et sur lequel s'imprime le cachet de ses deux éléments combinés. Certes, il y a autre chose que de l'inflammation, dans la phlyctène du vésicatoire; autre chose que de l'inflammation, dans la rougeur vive du sinapisme; et je ne doute pas que la science, un jour, ne parvienne à saisir, dans les affinités chimiques, d'un côté, le secret de ces collections séreuses si fidèles à l'appel de la cantharide ; de l'autre, le travail physique en vertu duquel se trouvent attirés et fixés dans la peau, les principes colorants du sang. Il faut en dire autant du tartre stibié, dont l'action locale a inspiré au docteur Monneret, de savantes recherches consignées dans un beau travail sur *l'état de la fibrine du sang, dans l'inflammation*. Aux yeux de cet expérimentateur, l'inflammation n'est point le phénomène que détermine le tartre stibié en

frictions, et les pustules qui suivent de près l'emploi
de ce topique, la gangrène et l'hémorrhagie en font
tous les frais. Pour lui, l'intervention de la phlogose au
milieu de cette scène pathologique, n'a d'autre motif
que le travail d'élimination des parties mortifiées.
Il y a pourtant une distinction à faire ici : je comprends qu'absorbé en quantité suffisante, le tartre
stibié se combine avec certains éléments du sang,
et que les résultats d'une telle opération soient l'abolition de la circulation et la désorganisation des petits
vaisseaux dans lesquels s'accomplit le phénomène.
Mais je comprends aussi qu'à dose peu élevée, ce médicament, tout en se combinant encore avec le sang,
n'en arrête plus le cours, et qu'alors sans hémorrhagie
ni gangrène, il borne ses effets à susciter l'acte calorisateur et à produire ainsi une inflammation passagère. Une telle action, vous en avez le témoignage
dans la rougeur phlegmasique dont l'explosion accompagne, ou même précède la pustulation sur une surface plus ou moins considérable ; vous en avez le témoignage encore dans l'action incomplète du tartre
stibié, alors qu'aux pustules imparfaitement développées se joignent les phénomènes incontestables de
l'inflammation, phénomènes qui ne sauraient être
rapportés à un travail de séparation ici sans objet.
Cette combinaison à divers degrés, du tartre stibié
avec le sang, rappelle les effets de l'ammoniaque mise
en contact avec les membranes de la grenouille ; de

l'ammoniaque adoptée avec une sorte d'obstination, par les physiologistes, pour nous initier aux détails de l'inflammation, là où l'inflammation n'est pas possible. Promptement absorbé, ce réactif, suivant l'état de concentration auquel il est réduit, et suivant aussi la quantité mise en usage, exerce, en se combinant avec le sang de l'animal, une action dont le résultat varie, depuis un simple épaississement jusqu'à la coagulation de ce fluide, depuis un simple ralentissement de la circulation jusqu'à l'abolition complète de cette fonction. Ces effets sont simples et parfaitement saisissables chez un animal privé de chaleur organique ; mais supposez la faculté calorisatrice, et l'inflammation va surgir là où le sang conserve encore assez de fluidité pour cheminer, sans trop d'obstacle, dans les tuyaux capillaires, ou bien encore là où des tissus doivent se séparer, frappés de mort par l'interruption de la circulation.

Tous ces topiques dont je viens de parler, vésicatoire, sinapisme, tartre stibié, l'action en reste souvent limitée au lieu de l'application ; et si absorbés, ils vont par fois au loin exercer leur puissance, les effets s'en concentrent encore sur certains organes sans se généraliser jamais. C'est ainsi, par exemple, que fréquemment sous l'emploi de la cantharide, tout l'appareil génito-urinaire se trouve vivement éprouvé, mais temporairement et seulement le temps nécessaire à l'élimination des principes actifs du remède. Quoi qu'il en soit, le fait ici est tellement matériel, qu'il ne saurait être méconnu : le corps chimique est saisissable ; c'est vous qui en faites subir le contact à la peau, et vous en suivez l'action, sinon dans ses plus intimes détails, au moins dans son ensemble. Mais il est d'autres agents dont les effets ne se localisent pas ainsi : déposés sur les tissus vivants, et entraînés au sein de la circulation, ils s'y fécondent, s'y propagent et finissent par envahir l'économie entière. Tels sont les virus. Le sang alors acquiert des qualités spéciales, sous l'empire desquelles se trouvent entamées les conditions de la circulation-capillaire, dans certains points, en même temps que s'y exalte la chaleur animale ; et de ces deux éléments réunis, procède une inflammation qui, par son cachet particulier, livre le secret de son origine. Les virus de la variole, de la syphilis, de la rage, de la pustule maligne ne se comportent pas autrement. Des virus il faut rapprocher certains principes morbigènes, qui, pour échapper matériellement à nos sens, n'en sont pas moins appréciables par les résultats les plus frappants. Tels sont les miasmes végétaux sous l'action desquels éclate la fièvre intermittente, avec ses diverses complications inflammatoires ; tels sont les miasmes animaux qui engendrent le typhus, affection meurtrière qui sévit, par l'inflammation, sur les organes les plus nobles et prochainement essentiels à l'existence ; tels sont encore les agents, de la fièvre typhoïde dont les effets se dessinent d'une manière si constante sur l'intestin ; de la peste dont l'action se dénonce par le développement des bubons. Partout ces inflammations spéciales exigent le concours de deux conditions : l'exagération de la calorification qui fait le fonds de l'état phlegmasique, et l'altération du sang qui en fait la forme ou caractère.

Certes, je ne saurais avoir la prétention de résoudre complètement la difficile question des variétés infinies de l'inflammation ; je tiens seulement à constater les influences multiples auxquelles obéit la circulation capillaire, et à poser ainsi les véritables termes du problème. Pour aller au delà, il faudrait connaître la composition du sang, dans ses détails les plus minutieux, saisir, par l'analyse chimique, les altérations dont est susceptible ce fluide, et juger enfin comment chacune de ces altérations peut en influencer le cours. Il faudrait encore apprécier la disposition du réseau capillaire propre à chaque organe, et même à chaque tissu, disposition à laquelle sans doute se trouve lié l'abord des principes nutritifs qui leur sont destinés, en même temps que certains éléments morbides répandus dans l'économie, peuvent, selon leur composition chimique, y trouver un accès facile, et marquer ainsi le lieu où va sévir l'affection plus ou moins inflammatoire. Tel est le programme proposé aux micrographes et aux chimistes, pour s'engager plus avant dans la profondeur du mystère. Les travaux hématalogiques, dont s'honore l'époque actuelle, se placent naturellement dans cette direction d'idées, et déja des notions importantes demeurent acquises, qui démontrent combien sont rigoureuses les conditions de composition chimique, auxquelles le sang doit de cheminer librement dans les tubes capillaires. Ainsi, d'un côté, le professeur Magendie, expérimentant sur les animaux, défibrine le sang, et constate, comme témoignage de l'embarras de la circulation, la transsudation du sérum, à travers les porosités des petits vaisseaux; puis encore, injectant quelques atomes de sang putréfié dans les veines, il suscite promptement l'engorgement des tuyaux capillaires de l'intestin, phénomène frappant de ressemblance avec le caractère anatomique de la fièvre typhoïde, au début. Et d'un autre côté, MM. Becquerel et Rodier, analysent le sang, dans une infinie variété d'états morbides, s'assurent que là où manque une proportion déterminée d'albumine, là aussi le sérum abandonne les vaisseaux, et forme ainsi, dans les cavités splanchniques, des collections aqueuses, sous le nom d'hydropisies; dans la trame des tissus, des infiltrations sous le nom d'anasarque. Maintenant, faites un pas encore: cette circulation capillaire à laquelle porte une si profonde atteinte l'altération du sang, reconnaissez-en la force dynamique dans la chaleur animale, et possédant alors les véritables éléments de la fonction, vous saisirez aisément le mobile de l'inflammation, en même temps que vous apercevrez combien doivent être nombreuses les causes capables de faire varier le caractère, la nuance de cet acte morbide.

On ne saurait s'arrêter à une question d'hématologie, sans faire intervenir deux savants illustres, honneur de l'école de Paris; j'ai nommé les professeurs Andral et Gavaret. Ce fut un grand retentissement dans la science, lors de cette révélation inattendue, que la fibrine de sang s'accroît dans de fortes proportions, sous l'empire de l'inflammation fébrile : la nouveauté du sujet, l'importance du fait, la célébrité des noms, tout concourait à l'éclat de la découverte; et, par un bonheur peu ordinaire, se rencontrait encore ici, pour les hommes éminents qui en étaient les auteurs, le précieux avantage d'ajouter aux richesses scientifiques, sans rien heurter de ce que la tradition avait imprimé de préjugé ou de vraie science dans les esprits. Le but, toutefois, fut bientôt dépassé : apôtres plus ardents que réfléchis, des disciples enthousiastes se levèrent, qui crurent trouver, dans ces notions récentes, tous les éléments propres à fixer l'opinion sur la nature et le mécanisme de l'acte inflammatoire ; et, le nouvel évangile à la main, placèrent tout l'état morbide dans l'excès de fibrination du sang. Énormité flagrante! qui, renversant toute la hiérarchie des faits, transporte au résultat, la valeur de la cause; impose à la cause, la subordination du résultat. Certes, personne plus que moi ne tient en estime les prof^{rs} Andral et Gavaret; personne, plus que moi, n'apprécie les services que leur doit la science ; mais je croirais mal comprendre leur gloire, si je détournais la signification de leurs travaux, si même j'en exagérais seulement la portée. Un excès de fibrine se rencontre dans le sang, pendant le cours de l'inflammation fébrile ; voilà qui est incontestable ; mais ce qui n'est pas moins incontestable, c'est qu'un tel phénomène est secondaire, c'est qu'il est postérieur au début de la maladie, et ne le précède pas. Je me hâte de le dire, les professeurs Andral et Gavaret ont su se défendre de l'aveugle entraînement de leurs sectateurs exaltés, et, sans enchaîner l'avenir de leur découverte, ils ont soigneusement évité d'en faire sortir des propositions prématurées, contre lesquelles pussent, un jour, protester les faits. Il y a plus : l'opinion formelle de M. Andral, est que l'inflammation préexiste à l'excès de fibrination du sang ; et ce sentiment, que m'a déclaré le savant professeur, dans les termes les plus explicites, il le fonde avec raison sur la parfaite similitude des phénomènes hématologiques, soit que l'inflammation procède de cause traumatique, de brûlure, par exemple, soit que l'invasion s'en rattache à tout autre étiologie. Mes observations cliniques sont entièrement conformes à celles du professeur Andral, et si après un témoignage aussi concluant, on conservait encore quelque doute sur la place qu'occupe dans l'ordre des phénomènes phlegmasiques, l'excès de fibrination du sang, je mentionnerais des expériences qui, pour avoir été instituées dans un autre but, n'en conservent pas moins ici toute leur force de démonstration. Désirant savoir si le surcroît de fibrine qui se produit, sous l'empire de l'inflammation, et qu'on n'avait encore recherché que dans le sang veineux, se retrouverait aussi dans le sang artériel, je fis éclater la pleurésie chez des chiens, à la faveur d'un liquide stimulant injecté dans le thorax, et en constatant alors une égale augmentation de fibrine dans les deux sangs, augmentation portée, pour certains animaux, à deux; pour d'autres, à trois millièmes, j'acquis du même coup, la preuve la plus frappante que ce phénomène, succédant à l'explosion du mal, n'en saurait être le mobile.

Sans doute il serait intéressant de rechercher par quel mécanisme l'inflammation accomplit un changement si remarquable dans la constitution du sang : cette question née d'hier, la science assurément en fournira un jour la solution, et déjà quelques travaux ceux du docteur Marchal (de Calvi) par exemple, tendent à impliquer l'élévation de la chaleur organique, dans la production du phénomène. Mais n'anticipons point, par des jugements prématurés, sur l'avenir du problème : mon but, d'ailleurs n'a pas été de lever toutes les difficultés dont s'enveloppe l'acte morbide de l'inflammation, mais seulement d'en indiquer le principe et le mode de développement, pour déduire de cette notion, une thérapeutique rationnelle à la fois et puissante.

Laissons le scepticisme se prévaloir du peu de ressources qu'a jusqu'ici fourni la physiologie à la pratique médicale; laissons-le se complaire dans de stériles
négations : les esprits droits tourneront toujours leurs
espérances du côté de la physiologie; car la physiologie, c'est la raison de la médecine; et votre science ne
s'affranchira de l'empirisme qui, depuis si longtemps,
l'asservit et l'abaisse; elle ne dépouillera cette vieille
robe d'enfance restée presque intacte, malgré l'écoulement des siècles; elle ne s'élèvera enfin au degré de
splendeur et de virilité qu'elle doit ambitionner, que du
jour où, sous le regard de la physiologie, elle fouillera
les mystères les plus profonds de l'organisme, pour en
surprendre la loi, saisir le nœud par lequel s'enchaînent les déviations physiologiques, et parvenir ainsi à
juger et préciser les conditions du retour à l'état
normal. Mécanisme des actes physiologiques, mécanisme du dérangement de ces actes, mécanisme du
rétablissement, dans leurs conditions premières, de
ces actes compromis, ce sont là trois anneaux qu'il
faut river au même chaînon. Tel est l'idéal de la
science, idéal qui éclaire et dirige le médecin investi-
gateur, dans son ardente et légitime curiosité; qui le
roidit contre les difficultés; l'inspire, et réchauffe son
courage, en lui montrant le but; qui enfin, l'électri-
sant par l'attrait de l'inconnu, féconde ses efforts et
fait parfois briller, au foyer de sa pensée, un rayon de
vérité.

Au docteur Fourcault l'honneur d'avoir, par des expériences décisives, démontré l'action qu'exerce, sur la chaleur animale, le contact de l'air sur la peau. Il suffit d'enduire un animal à sang chaud, chien, lapin ou autre, d'une couche de résine, ou simplement d'une couche d'huile, de manière à former avec la fourrure, une sorte de feutre imperméable, pour voir cet animal succomber en trois ou quatre heures, après un abaissement progressif de sa température. La mort est définitive, lorsque le thermomètre, introduit dans le rectum, est descendu aux environs de 25 degrés centésimaux. Ce résultat expérimental, le docteur Fourcault ne le cherchait pas ; et, en le prenant des mains du hasard, il en méconnut la portée. Il faut dire que personne, non plus que ce médecin, n'en sut tirer parti, et que, resté jusqu'à ce jour, l'objet d'une attention toute platonique de la part des savants ; échappant ainsi, comme une tangente égarée, au cercle des connaissances acquises et coordonnées, ce fait du refroidissement progressif, sous l'empire d'un enduit imperméable, a été abandonné à la physiologie, comme un simple élément de curiosité inutile à la science, plus inutile encore à la pratique. On n'en a rien conclu, sinon que l'action immédiate de l'air sur la peau, est une des conditions absolues de la calorification ; et la médecine n'en a pu obtenir aucun fruit, puisqu'elle n'a fait, à cette fonction, aucune part dans le mécanisme étiologique des maladies.

Tel est le caractère d'une conception juste, qu'elle marque, à chaque fait, sa place ; à chaque idée, sa valeur ; qu'elle se fortifie de notions restées jusque-là sans application ; qu'enfin, agrandissant l'orbite de la science, elle y entraîne des phénomènes qui, exceptionnels en apparence, se dérobaient à l'harmonie du système. Aujourd'hui, le rôle que j'ai assigné à la chaleur animale, dans le mécanisme de l'inflammation, va donner à l'expérience du docteur Fourcault une haute signification ; et, avec cette nouvelle donnée, vont s'en dégager, par une déduction toute naturelle, les applications cliniques les plus heureuses.

Si l'action immédiate de l'air sur la peau, est un des éléments essentiels de la température animale, et si l'ascension locale de cette température est le fait capital, le phénomène initial de l'inflammation, nous devons, en dérobant le point phlogosé, au contact de l'atmosphère, nous devons éteindre ce travail morbide. Telle est la logique ; voyons les faits. Avant tout, gardons-nous des illusions de l'enthousiasme, et n'exigeons point, d'une méthode thérapeutique, plus que n'autorisent les principes dont elle procède. Sans doute, l'action de l'air sur la peau, est un des éléments de la calorification ; l'expérimentation physiologique s'est prononcée à cet égard, d'une manière non équivoque. Mais il y a d'autres conditions encore, et nous ne sommes point en mesure de dire quel en est le degré d'importance, ni même quelle sorte de concours elles apportent dans le mécanisme de cette grande fonction. Joignez à cela que l'air se précipite, et dans le département abdominal par le tube digestif, et dans le département thoracique par les innombrables tuyaux respiratoires ; que ce même fluide pénètre encore au loin entre les lames du crâne, par les sinus frontaux, et jusque dans les cellules mastoïdiennes, par le conduit auditif; qu'ainsi les organes, les tissus correspondant à toutes ces surfaces accessibles à l'air, échappent, en partie au moins, à notre puissance. Enfin, cette action du fluide atmosphérique, dans la production du calorique animal, cette action si remarquable à l'état physiologique, ne sera-t-elle pas, dans certaines conditions morbides, dominée par d'autres éléments qui, accidentellement accrus d'énergie, maintiendront la faculté calorisatrice dans toute son exagération, et paralyseront ainsi l'influence qu'exerce d'ordinaire la soustraction de la partie malade au contact de l'air? Notre organisme, par sa nature compliquée, se prête à toutes les craintes, comme par l'harmonie parfaite de ses actes, il autorise toutes les espérances.

Quoi qu'il en soit, l'indication de ce genre de thérapeutique est parfaitement dessinée : partout où sévit l'inflammation, partout elle doit être combattue par l'isolement de la peau correspondante. Mais comment atteindre un tel but? Quel procédé réalisera, dans l'application, la théorie physiologique? Longtemps je me suis servi d'une solution concentrée de gomme qui, étendue sur le derme, était ensuite recouverte d'amidon pulvérisé, de manière à former une croûte parfaitement imperméable à l'air. Ainsi se trouvait remplie l'indication. Toutefois, en se condensant par la dessication, cet enduit a l'inconvénient de se rompre, de se sillonner de fissures capables de compromettre le succès, si elles n'étaient comblées par de nouvelles applications. Un agent qui répond beaucoup mieux aux besoins de la pratique, c'est le collodion ; mais le collodion modifié dans sa composition ; car préparé suivant les formules ordinaires, ce topique comprime, étrangle la peau, et détermine par fois tellement d'agitation et de douleur, qu'on se trouve dans la nécessité d'y renoncer. J'ai vu des malades à peau fine et délicate, préférer à cette nouvelle souffrance, la souffrance que comportait leur affection, dans sa durée ordinaire. Ce n'est pas tout : en se rétractant, l'enduit fulmi-éthéré se rompt, et dans les interstices qu'il laisse, on voit surgir fréquemment l'inflammation, et jusqu'à des phlyctènes, phénomènes douloureux qui se répètent encore aux limites de l'application, et qui sont dus vraisemblablement aux aspérités du collodion desséché. Guérir, en quelques heures, est alors une nécessité. Il fallait donc, pour assurer le succès de la médication, modifier la préparation du collodion de manière à donner à ce produit, de la souplesse et de l'élasticité, mais sans en attaquer l'imperméabilité, condition toujours indispensable ; et ce résultat, je l'ai obtenu avec une sorte de bonheur. La térébenthine, et l'huile de ricin, également solubles dans l'éther, également extensibles, m'en ont fourni les éléments, et je me suis ainsi arrêté à la formule suivante, qui présente le double avantage de satisfaire à toutes les conditions du principe, et d'être d'un emploi exempt de douleurs aussi bien que de difficultés.

Collodion.	30 grammes.
Térébenthine de Venise. .	15 décigram.
Huile de ricin.	5 —

Faites dissoudre exactement par l'agitation.

Seulement il est nécessaire que le collodion, base essentielle de ce produit, soit bien préparé ; que le pyroxile soit en parfaite dissolution, et en suffisante quantité. La formule de M. Mialhe, qui consiste en un quinzième de pyroxile, un quinzième d'alcool et treize quinzièmes d'éther sulfurique, m'a paru jusqu'ici la meilleure. La térébenthine exige aussi quelques soins : il faut qu'elle soit, autant que possible, purgée de son huile essentielle, dont l'odeur pénétrante serait désagréable à quelques malades, et dont l'action irritante sur la peau ne serait peut-être pas sans inconvénient. On peut, ou la faire vaporiser au bain-marie, ou même la faire bouillir, et la transformer ainsi en térébenthine cuite. Enfin, l'huile de ricin acquiert, par la vétusté, les propriétés des résines, et c'est dans de telles conditions surtout qu'elle communique au collodion, toute la souplesse désirable.

Une dissolution de gutta-percha dans le chloroforme constitue encore un enduit qu'on peut mettre en usage ; toutefois ce produit me paraît d'une adhérence inférieure à celle du collodion que je viens de faire connaître, et en outre, il est souvent d'une application douloureuse, en raison de l'action fort irritante du chloroforme.

Enfin un pharmacien distingué, M. Lemoine, ajoutant au collodion, une proportion déterminée de glu préalablement épurée, prépare un enduit d'une fort belle apparence, d'une limpidité remarquable, et qui, dans la pratique, m'a procuré les mêmes avantages que celui dont je me sers ordinairement, et dont je viens de donner la formule.

Tous ces topiques sont d'un emploi facile, et dans la plupart des circonstances, là où l'indication en est bien déterminée, ils répondent parfaitement au vœu du praticien. Nous sommes loin toutefois de la perfection : appliqués aux environs des articulations, ces vernis, ne résistent pas au mouvement ; on est obligé d'en réparer fréquemment les ruptures, si l'on veut ne pas manquer le résultat poursuivi. Il y a plus : les régions velues doivent être rasées, avant de recevoir l'enduit, sous peine de tiraillements gênants, douloureux, intolérables même ; et si enfin c'est sur la peau du crâne qu'il faut agir, on est contraint d'y renoncer, surtout chez les femmes, dont la chevelure demande à être respectée. On verra plus loin par quel procédé j'ai cherché à surmonter cette difficulté, sans faire fléchir les exigences thérapeutiques.

On peut étendre le collodion, au moyen d'un pinceau de charpie; le plus souvent néanmoins, pour éviter toute perte de temps, j'enroule un petit morceau de linge, ou simplement un peu de coton à l'extrémité d'une allumette, et cette sorte d'instrument, dont on trouve les éléments partout, me suffit parfaitement pour cette application. Deux ou trois couches successives, selon le degré de concentration de la liqueur, sont nécessaires pour donner à l'enduit, l'épaisseur et la résistance désirées; et si, pendant le cours du traitement, quelques portions de cet enduit se détachent accidentellement de la peau, il est indispensable de les remplacer immédiatement par de nouvelles couches; car il ne faut pas oublier que toute la puissance de cet agent ressortit à la suppression du contact de l'air. Enfin, pour mieux enchaîner l'extension du mal, on ne négligera pas d'en déborder les limites de deux à quatre centimètres. Au moment de l'application, un abaissement de température se produit, sous la subite volatilisation du fluide, abaissement qui, sur des parties d'un petit volume, et enveloppées de toutes parts, telles que les doigts, le nez, les oreilles, peut aller jusqu'à dix degrés; et l'occlusion des tuyaux capillaires, qui en résulte s'annonce alors par une pâleur très prononcée, qui par fois rappelle assez bien la teinte de la cire. Mais un tel effet n'est que transitoire, et ne compte pour rien dans l'action thérapeutique de l'enduit imperméable : bientôt se reproduit la chaleur et reparaît la coloration, et ce n'est qu'après plusieurs heures, alors seulement que la fonction calorisatrice est atteinte, non plus dans ses effets, mais bien dans ses éléments, qu'on peut constater une descension réelle des phénomènes phlogistiques.

Parmi les maladies inflammatoires, l'érysipèle se présente dans les conditions les plus propres à fixer la valeur d'une thérapeutique nouvelle : ses caractères fort tranchés, sa marche bien connue, l'impuissance jusqu'ici constatée des nombreux traitements essayés, tout ici fournit des éléments de comparaison; et en outre, les phénomènes morbides s'accomplissent au grand jour, et sous le regard des praticiens, de manière à rendre impossible l'illusion. Eh bien! je puis signaler aujourd'hui plusieurs centaines d'érysipèles fébriles, tous promptement éteints par l'enduit imperméable; et quoique parmi ces érysipèles, la plupart fussent d'une violence qui n'admettait pas qu'on en contestât les dangers, pourtant jusqu'ici aucun revers encore n'est venu affliger ma pratique. Quelque région qui ait été frappée, le tronc, les membres ou la face; de quelque âge et de quelque sexe que fussent les sujets, enfant, vieillard ou adulte, homme ou femme; sous quelque caractère que se soit montré le mal, fixe ou ambulant; à quelque cause enfin qu'on dût l'imputer, traumatique ou autre; toujours peu de temps a suffi pour le conjurer. Et ce n'est pas seulement sous mes soins personnels que de tels résultats se sont accomplis : plusieurs médecins, depuis mes diverses communications aux académies des sciences et de médecine, plusieurs médecins, dis-je, les ont obtenus comme moi; et, pratique particulière ou services hospitaliers, partout le témoignage a été des plus concluants. A cette occasion, qu'il me soit permis d'adresser ici mes remercîments au docteur Briquet qui, un des premiers, confiant dans ma parole, a mis ma méthode thérapeutique hardiment en usage à la Charité. Notre savant confrère n'a point eu à le regretter; car il s'affligeait de se voir désarmé, en présence d'érysipèles dont l'issue trop souvent funeste, avait jusqu'alors déjoué toute action thérapeutique; il s'affligeait de rester ainsi témoin impuissant de cette prompte dissolution cachectique, dans laquelle sombraient les sujets en proie à cette affection; victimes marquées pour la mort; et dont le nombre, tout récemment, s'était grossi encore, sous ses yeux, de trois de ses malades qui en avaient été frappés, pendant leur séjour à l'hôpital; il s'affligeait, et depuis qu'il a exclusivement adopté ma méthode de traitement, l'érysipèle n'a plus obtenu de chiffre dans le nécrologe de son service.

Je pourrais immédiatement choisir, dans les dix dernières années de ma pratique, des érysipèles subjugués en quelques heures, et reporter ainsi à ma méthode thérapeutique et aux principes physiologiques dont elle dérive, l'honneur mérité de cette promptitude. Mais peut-être subirais-je alors le soupçon de n'avoir eu à combattre que des érysipèles légers, et auxquels l'entraînement facile de l'illusion fût seul capable de donner de la gravité. Non, les faits, dont je m'autoriserai, seront à l'abri de toute contestation : caractères locaux et symptômes généraux, tout se réunira pour faire ressortir le bienfait de la médication. Et non seulement mon choix se portera de préférence sur les érysipèles d'une gravité incontestée; mais encore, pour donner, à mes assertions, la haute garantie qu'exige un sujet de cette importance, tout en conservant le droit de faire valoir les faits de ma pratique personnelle, ce sera principalement aux services hospitaliers, sous le contrôle public, que j'emprunterai mes observations les plus saisissantes.

Première Observation. — Le premier malade qui obtint, dans les hôpitaux, le bénéfice du traitement dicté par mes principes physiologiques, fut un homme âgé de quarante-cinq ans, d'une constitution robuste, et qui, atteint d'une ophthalmie du côté droit, en même temps que d'un rhumatisme goutteux des pieds, était entré à la Charité en mars 1850, et se trouvait couché au numéro 14 de la salle Saint-Louis, service du docteur Briquet. Des sangsues avaient été appliquées sur la tempe et derrière l'oreille, et quelques jours s'étaient à peine écoulés, que le 29 éclatait, avec une vive douleur, un érysipèle dont le point de départ était aux morsures de sangsues, et dont le développement avait promptement atteint la moitié du front, la joue et l'oreille du côté droit, enfin le nez dans toute son étendue. Déjà le gonflement se montrait considérable, et les phénomènes généraux s'annonçaient sous un appareil alarmant : anxiété fatigante, frissons incessants, respiration pénible et précipitée, circulation mesurée par 132 pulsations artérielles à la minute, pulsations d'ailleurs effrayantes de petitesse et de dépression, température générale montée à 40 degrés centésimaux, tel est le formidable cortége avec lequel s'avance l'affection. En présence d'un ensemble de phénomènes aussi redoutables, je ne puis me défendre, malgré mes succès antérieurs, d'un sentiment de crainte et de doute sur l'efficacité complète de l'enduit imperméable ; et pour un début public, le choix du hasard ne me paraît pas heureux. Déjà quelques assistants, esprits forts de défiance et d'incrédulité, prenant en pitié ma médication dont ils ne pénètrent ni le sens ni la portée, s'apprêtent à jouir de ma défaite et de ma confusion. Eh bien ! non : le lendemain, le gonflement a sensiblement diminué ; la douleur a disparu ; les frissons et l'anxiété ont fait place à un calme satisfaisant ; le pouls, qui s'est relevé, ne bat plus que 116 fois par minute ; et la température générale, descendue de deux dixièmes de degré, s'arrête à 39°,8. Un tel changement, l'enduit imperméable en a seul l'honneur ; car, afin d'éviter tout ce qui peut obscurcir la question, afin d'éloigner tout ce qui peut compromettre l'évidence du résultat, le collodion appliqué sur les parties malades, n'a obtenu, pour tout auxiliaire, que la diète et les boissons adoucissantes. Cependant le mal, qui jusqu'ici a respecté les limites tracées, s'en échappe le lendemain, 31 : éteinte à droite, l'affection s'est portée à gauche sur le front, la tempe et l'oreille ; mais les pulsations artérielles sont réduites à 96 par minute, et la température générale ne s'élève pas au delà de 39°,2. Le 1er avril, l'oreille qui, la veille, très rouge et fort gonflée, avait reçu l'enduit fulmi-éthéré avec les autres parties nouvellement envahies, l'oreille se trouve entièrement dégagée ; mais l'érysipèle a gagné la joue, et s'est même étendu sur le cuir chevelu, dans l'espace de dix centimètres, circonstance marquée par un peu de délire. Le 2 avril, le collodion, qui avait été appliqué sur la joue, s'en est détaché, peut-être à cause d'un peu d'humidité inaperçue ; et cette partie, restée en proie à l'érysipèle, est couverte de phlyctènes. Les paupières qui n'ont pas été revêtues sont restées rouges et gonflées, tandis que toutes les parties soigneusement enduites sont rentrées dans l'état normal. Epreuve et contre-épreuve se réunissent

dans le même fait pour fournir un double témoignage
de la puissance de la médication. Sur le cuir chevelu,
le mal n'a fait aucun progrès, et paraît même disposé
à s'éteindre, bien que non poursuivi dans ce point par
le collodion. Le pouls, d'ailleurs descendu à 92 pulsations, la température générale limitée à 38°,7, annoncent que la guérison n'est point éloignée. La joue
et les paupières sont enduites, et le lendemain, 3 avril,
la convalescence est acquise.

Voilà donc un érysipèle de la face dont la violente
explosion faisait assurément craindre les conséquences
les plus fatales ; et qui, poursuivi et dompté par l'enduit imperméable, s'arrête tout à coup dans son mouvement ascensionnel, pour se terminer enfin, en cinq
jours, par la convalescence. Sans doute il est des érysipèles de la face qui, abandonnés à eux-mêmes ou attaqués par les méthodes en usage, sont ainsi limités
dans leur durée ; mais ce sont là des érysipèles apyrétiques, dont la bénignité ne saurait être un seul instant
douteuse, et qu'on ne pourrait, sans outrager toutes
les règles du raisonnement, mettre ici en parallèle.
Cette affection, quand elle débute avec un appareil fébrile fort intense, qu'elle envahit tout à coup une grande
étendue de la face, on sait que la durée, sous les traitements ordinaires, n'en est pas beaucoup moindre
de quinze à vingt jours ; on sait avec quelle promptitude l'écho en retentit sur les membranes cérébrales
et par quelle série d'accidents et de dangers passent

alors les malades. Sous l'empire de ma méthode de
traitement, au contraire, quelque violente qu'ait éclaté l'affection, rarement elle s'est prolongée au delà du
cinquième jour; souvent elle s'est arrêtée bien avant
ce terme; jamais, dans ma pratique au moins, elle
n'a passé le dixième jour. Et cette limite n'a été atteinte
que dans les conditions les plus fâcheuses, alors que
l'érysipèle envahissait successivement tous les points
de la tête, et que les dangers attachés, sous les médications ordinaires, à un tel développement morbide,
auraient fait compter pour rien la durée bien autrement longue qu'aurait eue à subir le malade. Dans de
telles conditions encore, le traitement a marqué sa
puissance, en précipitant la résolution de l'inflammation partout où elle a surgi, et en paralysant ainsi le
retentissement général qu'en devait ressentir l'économie. J'en transcris ici un exemple instructif sous
plus d'un rapport.

IIe *Observation.*— M. D..., âgé de 69 ans, d'une
constitution robuste, était travaillé, depuis quelques
jours, par un mouvement fébrile que semblait expliquer un mal de gorge avec gonflement douloureux
des ganglions sous-maxillaires, et qui s'accompagnait
de malaise, de vomissement, de frissons et d'anxiété,
lorsque, le 9 avril, apparut un érysipèle à la face. Appelé le 10, je constate une tuméfaction à laquelle par-
ticipent les paupières déja recouvertes de larges phlyctènes et fortement appliquées l'une contre l'autre, le

nez dont le volume est doublé, les lèvres dont l'énorme distension, vers la commissure gauche, imprime à
la bouche un caractère d'étrange difformité, enfin
tout le côté gauche du visage. Le malade d'ailleurs
est abattu, sa chaleur est vive, et son artère donne, par
minute, 90 pulsations fortes et pleines. Le collodion
fait seul les frais du traitement ; et le lendemain, je
trouve l'inflammation notablement amendée sur toutes
les parties enduites. La rougeur, à la vérité, a gagné,
du côté droit, la joue et le front ; mais les symptômes
généraux ont sensiblement perdu de leur violence,
car le pouls est descendu à 72, et le malade, affranchi des frissons et des vomissements, s'applaudit de
son bien-être. Les points du visage, récemment frappés, sont enduits à leur tour ; et le 12, surlendemain
du début du traitement, l'érysipèle semble s'éteindre
partout. Seulement une nouvelle rougeur est appa-
rue, qui règne large de deux millimètres le long de la
suture fronto-pariétale, laissant un intervalle de deux
centimètres entre elle et la limite que n'avait pas jusque-là dépassée le mal. Rassuré toutefois par l'état de
la circulation, dont la mesure ne va pas audelà de 60
pulsations à la minute, rassuré encore par la disparition des autres symptômes généraux et aussi par la
satisfaction qu'exprime le malade, je permets un po-
tage. Le 13, la rougeur de la veille s'est dissipée sous
l'action du vernis fulmi-éthéré, la détuméfactiou fait
partout des progrès ; et si les yeux ne peuvent en-

coré s'ouvrir, c'est que les paupières sont retenues par une couche épaisse de collodion maladroitement appliquée par les parents. Le 14, cette marche favorable ne s'est point démentie: le dégonflement du nez et des joues est tel que le collodion, ne pouvant s'y prêter forme, entre ces deux parties du visage, un pont sous lequel se trouve un intervalle vide de plus d'un centimètre. D'ailleurs le calme général se maintient, et le malade prend avec plaisir potages et bouillons. Nous sommes au cinquième jour, et la convalescence nous paraît acquise ; mais le 15 se reproduit l'érysipèle à la fois sur les deux régions temporales et sur la région occipitale, et ce retour s'accompagne d'un peu de délire, d'abattement et d'une élévation du pouls qui pourtant ne va pas au-delà de 68 battements par minute. Il est facile ici de poursuivre, par le collodion, ces nouvelles rougeurs, car notre vieillard est complètement chauve, et le lendemain elles ont disparu. Du 16 au 17, toutes les parties du crâne, jusque-là préservées, sont successivement envahies, mais aussitôt dégagées, et la convalescence est définitivement obtenue le 18. L'état général est alors des plus satisfaisants : le pouls marque à peine 60; l'appétit se prononce fortement, et tous les signes du rétablissement se dessinent cette fois sans obstacle. Cependant, si la vie est sauve, un chagrin encore est réservé au malade : au moment de de la séparation des paupières qui avaient été si solidement rapprochées par l'enduit imperméable, un liquide purulent s'était fait jour, qui nous avait inspiré quelques craintes sur l'état de l'œil droit ; et ces craintes sont aujourd'hui une réalité. Cet organe est affecté de leucoma. Je reviendrai sur un tel accident ; mon but pour le moment est de fixer l'attention sur la résistance de cet érysipèle qui, au lieu de s'arrêter aux limites de la face comme chez la plupart des sujets soumis au même traitement ; au lieu de se dissiper en trois ou cinq jours comme d'ordinaire, a porté sa durée jusqu'à dix jours, et n'a disparu qu'après avoir successivement frappé toute l'étendue de la région crânienne. La calvitie complète dont notre vieillard était atteint m'a paru être la cause d'une telle différence, la calvitie qui laissait ainsi toute la région du crâne sans défense contre l'action de l'air. A mes yeux ce dénûment de la tête, condition ordinaire de la vieillesse, est une des principales raisons du danger de l'érysipèle, à cette époque de la vie ; et ce qui me fortifie dans cette opinion, c'est que, d'un côté, j'ai vu la calvitie, à un âge peu avancé, ajouter un surcroît de gravité à cette affection ; et que, d'un autre côté, presque toujours, sous mon observation, l'érysipèle a montré d'autant moins de tendance à s'étendre sur le crâne, que cette région était plus garnie de cheveux.

IIIe *Observation.*— Je viens de donner des soins à un homme de 40 ans frappé d'érysipèle de la face, et chez lequel j'ai annoncé au début que le crâne serait envahi dans toute son étendue, mais modérément et d'une manière proportionnée à l'épaisseur de sa chevelure un peu clair-semée. L'événement a donné raison à mon pronostic, et sous l'empire de ma médication topique, l'affection n'en a pas moins été subjuguée en six jours.

Ce n'est pas que l'érysipèle ne sévisse jamais sous
une forte masse de cheveux ; mais en se propageant
de la sorte, si déjà l'affection a été enchaînée à la face
par l'enduit imperméable, elle ne fait vraiment qu'effleurer quelques points fort circonscrits du cuir chevelu et ne s'accompagne alors d'aucun danger. Tel
a été le témoignage ordinaire, sinon constant, de
mon observation. Quoi qu'il en soit, on devine aisément ici le sort qu'aurait eu à subir le vieillard dont
j'ai rapporté l'histoire, sans une médication qui, dans
ma pratique, et déjà aussi dans la pratique de plusieurs
autres médecins, ne compte encore que des succès.
L'affection qui avait débuté avec une grande violence,
a été constamment arrêtée dans son développement ;
et si, m'échappant sans cesse, elle a frappé, chacun à son
tour, les divers points de la tête, toujours au moins
ai-je pu, en arrêtant les longues périodes du travail inflammatoire, en modérer le retentissement sur les
méninges, et réduire à dix jours, une maladie dont la
résolution, sous les traitements ordinaires, eût exigé
un mois peut être, en supposant toutefois que la
mort ne se fût pas chargée d'en rapprocher le terme.

Ce fait pourtant, bien que le résultat définitif ait
été accueilli avec joie par le malade et ses parents, ce
fait m'a laissé le regret de ne m'être pas réservé, à moi
seul, l'application du collodion, et d'avoir ainsi concouru à la perte d'un œil, par une confiance imprudemment remise en des mains inexpérimentées et
maladroites. Il est vrai que, chez notre vieillard, les
yeux étaient habituellement rouges et larmoyants; il
est vrai que l'inflammation érysipélateuse avait, au début, frappé violemment les paupières, et que, propagé
immédiatement aux conjonctives, et sans doute aussi
à d'autres membranes oculaires, l'affection justifiait
déjà, pour la vue, de sérieuses appréhensions. Mais
c'était là un surcroît de raison pour ménager les bords
des paupières de manière à laisser un libre écoulement
aux larmes ainsi qu'au fluide purulent qui se produisait
sans cesse, et si l'occlusion absolue des yeux n'a pas
été la véritable cause de l'accident que j'ai eu à déplorer, au moins m'est-il resté la pensée pénible qu'en
arrêtant l'inflammation aux environs de l'œil, on aurait peut-être enchaîné celle de l'œil même, sans la
présence du liquide irritant qui ne pouvait être évacué.
Depuis cet exemple, parents ou gardes-malades, je n'ai
confié à personne l'application du collodion sur la
face, et quelque vive que se soit montrée l'ophthalmie
dont parfois s'est compliqué l'érysipèle, jamais je n'ai
eu à subir pareil malheur. Il m'est arrivé même de
voir, sous l'action de ma méthode thérapeutique, l'in-

flammation oculaire, céder d'une manière aussi complète que prompte, avec les phénomènes principaux
de la maladie, alors que dans la même famille, on la
voyait déjouer les traitements ordinaires, parcourir
une marche longue et douloureuse, et se terminer encore par la perte d'un œil. C'est une triple observation
qui mérite d'être rapportée.

Quatrième, cinquième et sixième observations. Une
dame de trente et quelques années, se trouve atteinte
d'érysipèle de la face, après trois jours de fièvre prodromique, et demande mes soins. Quand je la vois,
l'éruption date de vingt-quatre heures, et déjà de gros-
ses phlyctènes couronnent sur les deux joues, un
gonflement très prononcé; les paupières sont tuméfiées, et laissent apercevoir, quand on parvient à les
séparer, des conjonctives fort rouges. D'ailleurs, le
pouls est à 132, la chaleur est intense, et l'abattement
extrême. Le collodion est appliqué sur tout le visage,
sans en excepter les paupières, qui sont l'objet des pré-
cautions les plus délicates, et ce traitement suffit en
quatre jours, à dissiper l'affection, dans tous les points,
sur la conjonctive, aussi bien que sur la peau.

Cette dame, pendant le cours de sa maladie, avait
reçu de la tendresse de sa mère, des soins attentifs et
dévoués; ce fut une dette qu'il fallut bientôt acquitter.
A peine rentrée chez elle, à quelque distance de Paris,
cette mère est, à son tour, frappée d'érysipèle, mais
sous une apparence bénigne qui inspire la sécurité,

car le médecin qui la dirige, praticien aussi savant qu'expérimenté, s'efforce de rassurer la famille, et n'admet pas qu'on puisse élever un doute sur l'issue favorable de la maladie. Cependant, inquiète et tourmentée, malgré ces protestations tranquillisantes, la fille, qui venait de subir l'épreuve de la même affection, se rend auprès de sa mère, et là, par le récit du traitement dont elle a personnellement recueilli un si prompt succès, cherche à séduire le médecin et à tenter sa direction pratique. Mais la répercussion, la viciation du sang et je ne sais quoi encore, se dressent, comme des fantômes, dans l'esprit effrayé de l'homme de science, et sa résistance est invincible. Une consultation est alors proposée; mais réclamer à douze myriamètres de Paris, un médecin de cette ville, pour une affection simple, à marche bien connue, et qui même ici se présente avec les caractères les plus rassurants; pour une affection enfin dont le traitement est établi, convenu, éprouvé de temps immémorial, c'est une idée au moins étrange, et il faut encore renoncer à cet expédient. Cependant le mal parcourt ses périodes ; toutes les parties du visage en sont successivement envahies, ainsi que le derme crânien; les yeux, sur lesquels, dès les premiers moments, s'est exercée l'inflammation, les yeux restent rouges, larmoyants, le gauche surtout est trouble et douloureux, et ces phénomènes en font craindre, non sans raison, la perte. Vingt jours de maladie, vingt jours de convalescence, et un *ecıropion* qui plus tard fut opéré par notre habile oculiste, le docteur .Desmares; tel est le résumé historique de cet érysipèle qui devait se terminer si heureusement, et qui avait été combattu par les saignées, les purgatifs, les vomitifs, etc., selon enfin les préceptes les plus purs de la science traditionnelle.

Pendant que ces faits s'accomplissaient, le mari, qui était resté à Paris, subissait aussi les atteintes de l'érysipèle ; dans le cours d'une nuit, après un violent frisson, le nez était tout-à-coup devenu monstrueux; le front, tuméfié, s'était revêtu de phlyctènes ainsi que les paupières qui recouvraient des yeux sur lesquels sévissait fortement l'inflammation. Appelé dès le matin, j'étendis sur toutes les parties du derme ainsi frappées, une couche de collodion, et poursuivant ensuite l'affection, par cette seule pratique, j'eus le bonheur de la dissiper en quatre jours, sans le moindre vestige, ni aux yeux, ni ailleurs.

Voilà donc trois personnes puisant l'érysipèle à la même source, et dont deux, traitées par l'enduit imperméable, guérissent parfaitement, en peu de jours ; tandis que chez l'autre, qui était soumise à la thérapeutique généralement adoptée, la maladie fournit une carrière cinq fois plus longue, et laisse encore, par la destruction d'un œil, le triste témoignage de son passage. Certes, personne ne peut dire si l'on eût évité ce malheur, en calmant promptement l'inflammation cutanée sur la région orbitaire; mais assurément ce ne pouvait pas être un mal, et ce qui doit faire supposer qu'on serait parvenu en même temps à dissiper l'ophthalmie, c'est que chez les deux autres malades, bien qu'attaqués plus violemment, cette complication s'était aussi vite évanouie que la phlogose dermique.

L'enduit imperméable est assurément l'agent le plus puissant qu'on puisse opposer à l'érysipèle, et cet agent a d'ailleurs l'avantage de n'exclure aucune autre médication dont l'expérience ait consacré l'efficacité. C'est ainsi qu'aujourd'hui, lorsque je rencontre un érysipèle de la face, redoutable par la marche sur-aiguë, redoutable surtout par quelque complication, je n'hésite point à seconder, par la saignée, l'effet de ce moyen; et j'obtiens ainsi d'abréger la durée de la maladie plus encore que par le seul emploi du collodion.

VIIe *Observation.* — Une jeune femme, douée d'une constitution robuste et d'une santé irréprochable, est frappée, le 11 avril 1850, d'un mal de gorge dont l'explosion a suivi de près la suppression de la perte menstruelle, suppression que la malade impute à l'immersion des mains dans l'eau froide. La fièvre alors s'allume et s'accompagne d'une vive anxiété; les ganglions sous-maxillaires se tuméfient; et enfin apparaît, le 14, un point rouge et douloureux, sur la joue droite, à côté du nez. Appelé le 15 au matin, je constate la rougeur et la tension du nez, des deux joues,

des arcades sourcillières et de la moitié inférieure du
front. La douleur est vive dans tous ces points, ainsi
qu'aux régions sous-maxillaires, où les ganglions se
détachent par une forte saillie. Enfin une anxiété des
plus vives, une chaleur intense, une respiration précipitée, une circulation marquée par 120 pulsations à
la minute, tel est l'ensemble des symptômes généraux
qu'a fait surgir l'affection. La face est immédiatement
enduite de collodion, et je revois la malade, deux heures après. Alors l'érysipèle n'a fait aucun progrès;
déjà même la diminution de l'anxiété, l'abaissement
des pulsations artérielles à 112, me donnent l'espoir
d'une convalescence bien prochaine; et cet espoir est
assurément légitime, car le même jour, à six heures
de relevée, je constate que le pouls ne va pas au delà
de 96. Il n'en est plus ainsi, le lendemain 16 avril :
l'érysipèle s'est bien amendé sur tous les points revêtus de collodion ; mais il a gagné les tempes et le
synciput ; et cette extension a été marquée par une
nouvelle ascension du pouls, qui donne 116 battements, et par une augmentation proportionnelle de
tous les autres symptômes généraux. Le collodion est
appliqué sur le front et les tempes jusqu'à l'insertion
des cheveux ; et je ne revois la malade que le lendemain matin 17. J'apprends alors que la journée de la
veille s'est signalée par une fièvre des plus intenses,
par un peu de délire, et que l'anxiété s'est montrée
aussi fatigante qu'au début. Cependant le visage est

sensiblement dégonflé, à l'exception pourtant des
paupières qui, n'ayant pas été enduites, sont restées
rouges et tuméfiées, et contrastent ainsi, de la manière
la plus frappante, avec les parties environnantes. Les
ganglions sous-maxillaires, moins douloureux, font
aussi moins de saillie; mais les oreilles sont envahies,
et le toucher ne peut porter, sans souffrance, sur aucun point du cuir chevelu. D'un autre côté, le ventre
est douloureux à la pression dans toute son étendue;
et de ce double théâtre, l'inflammation retentit sur
l'économie entière, par un état fébrile que mesurent
120 pulsations à la minute, une température animale
portée à 41 degrés, et un profond abattement. Après
avoir enduit, de collodion, les paupières et les oreilles,
je pratique une saignée de 500 grammes; et, le soir
du même jour, l'amélioration est telle qu'il est impossible que nous ne touchions pas à la guérison. Le lendemain 18, quatrième jour du traitement, la tête et le
ventre sont affranchis de toute douleur, la résolution
s'accomplit dans tous les points, et la chaleur descendue à 38 degrés, le pouls réduit à 72 pulsations,
ne laissent plus d'incertitude sur le rétablissement. Un
jour a suffi pour changer en une convalescence légitime, un état morbide des plus alarmants. Quelle part
revient à la saignée, dans un succès aussi rapide et
aussi complet? Le sang est un des éléments de la calorification, aussi bien que l'action de l'air sur les tissus
vivants; et en attaquant, par ces deux principes à la

fois, cet acte physiologique sorti de ses limites normales, nous avons atteint l'inflammation par ses conditions les plus essentielles. Ce qu'il y a de certain,
c'est qu'ici l'érysipèle a été subjugué en trois jours,
malgré l'acuité qui en avait marqué le début et la
marche; et s'il arrive fréquemment que, réprimée par
la simple action de l'enduit imperméable, cette maladie ne se prolonge pas au delà d'une telle durée, il est
vrai de dire aussi qu'élevée à ce degré de violence,
rarement elle se termine avant cinq jours accomplis.

VIIIᵉ *Observation*. — Tel fut le laps de temps nécessaire à la guérison, chez une femme âgée de 38
ans, et couchée à la Charité dans le service du docteur Briquet, salle Sainte-Marthe, numéro 31. Sortie,
le 6 avril, de l'hôpital où l'avait longtemps retenue un
rhumatisme aigu, cette femme y rentrait le 9 avec un
érysipèle auquel prenaient part le nez et les deux joues,
érysipèle qui, depuis trois jours, c'est-à-dire le lendemain même de la sortie, s'était annoncé par des frissons, une forte céphalalgie, des nausées et des vomissements. Sans perdre de temps, l'interne de service
applique le collodion; et le 10, l'inflammation ne s'est
encore étendue qu'à la lèvre supérieure dont le volume
est fort accru. L'artère fournit 96 pulsations, et tous
les symptômes de la veille, nausées, frissons, céphalalgie, se sont maintenus au même degré, mais pour
se dissiper dans le courant de la journée. Le lendemain, l'érysipèle, diminué à la lèvre supérieure, sous

l'action du vernis fulmi-éthéré, s'est un peu étendu à gauche; mais le pouls est descendu à 92, et la chaleur générale n'a rien que de modéré. Le 12, toutefois, la scène est changée : l'affection a gagné à la fois la joue droite, les paupières et le front ; et, avec cette sorte de recrudescence, se sont reproduits les frissons et les nausées, ainsi que la fréquence du pouls qui s'élève maintenant à 120. On persiste dans le traitement : partout où s'est dessinée la rougeur, partout elle est poursuivie au moyen du topique; et le 13, le visage est détuméfié. Mais l'érysipèle a frappé le sinciput et les oreilles; la gorge est devenue douloureuse; les glandes sous-maxillaires se montrent gonflées et tendues, les nausées et les frissons continuent; et pourtant le pouls, réduit de huit pulsations, ne passe pas 112. Le 14, le cuir chevelu est dégagé, bien que le mal n'ait pas été poursuivi jusque-là, et partout la résolution s'accomplit. Alors, les frissons et les nausées ont définitivement disparu, et l'artère ne donne plus que 96 pulsations. Le lendemain, elle n'en fournit que 72, et la convalescence se confirme. Chez cette malade, phénomènes généraux et locaux, tous les symptômes de l'affection s'élevèrent à un tel degré, que les médecins, témoins de cette expérimentation thérapeutique, ne purent se défendre d'un mouvement d'heureuse surprise, et abjurant l'incrédulité dans laquelle ils s'étaient d'abord retranchés, ils firent, sans réserve, l'aveu d'une entière conviction. A leurs yeux, un seul fait de ce genre était tout à fait concluant. Je pourrais signaler encore bien d'autres observations, toutes recueillies, comme cette dernière, en présence de nombreux assistants.

IXe *Observation.* — Je pourrais mentionner, par exemple, la malade du n° 25 de la salle Sainte-Marthe du docteur Briquet, malade qui, entrée le 16 avril, était guérie le 19, bien que l'affection s'annonçât avec assez d'intensité, pour élever le pouls à 124.

Xe *Observation.* — Et la malade du n° 10 de la même salle, malade qui, atteinte d'érysipèle, le 10 avril, était convalescente, le surlendemain. Mon recueil est riche de pareils succès ; mais je me suis imposé la loi de borner mes citations aux faits les plus graves, à ceux surtout qui, par leur nature, peuvent inspirer quelques réflexions utiles. A ce titre, j'ajouterai ici l'observation d'une personne atteinte, comme les précédentes, d'érysipèle à la tête, et chez laquelle je tentai de poursuivre l'affection sur la région crânienne garnie d'une épaisse chevelure. Voici le fait :

XIe *Observation.* — Une demoiselle, âgée de 25 ans, d'une constitution délicate, sujette à quelques accidents hystériques, éprouve, pendant quelques jours, de la fièvre, du malaise, de l'anxiété, des frissons, et me fait enfin appeler le 16 juillet, après avoir subi quelques vomissements dont elle s'effraie, et alors que vient d'apparaître un érysipèle au visage. Déjà la rougeur et le gonflement ont atteint la joue gauche, de laquelle se détache une phlyctène de deux centimètres de diamètre, et du même côté, la tempe, l'oreille, le front, les paupières, enfin le nez tout entier. Les ganglions sous-maxillaires sont fortement tuméfiés et douloureux, la chaleur est des plus vives, et le pouls est à 120. Ma thérapeutique se borne à l'application du collodion sur toutes les parties malades, et un peu au delà; et le 17, le dégonflement a commencé sur tous ces points; mais le front est envahi à droite, ainsi que la paupière et le cou; l'érysipèle s'accompagne même, dans cette dernière région, d'une douleur très aiguë. D'ailleurs, la chaleur est un peu moins vive que la veille; le pouls, réduit de quatre pulsations, donne 116 ; le malaise est sensiblement moindre, et les vomissements ont complétement disparu. J'applique le collodion, non-seulement sur toutes les parties nouvellement frappées, mais encore sur la joue droite à peine tuméfiée, même sur le menton jusqu'ici entièrement épargné. Le lendemain 18, il est facile de juger que ces deux régions de la face resteront préservées, car la résolution s'accomplit dans tous les points environnants, et la chaleur diminuée, le pouls tombé à 110, 'annoncent que le mal est entravé dans son développement. Toutefois, la tuméfaction a gagné le cuir chevelu à 10 centimètres au-dessus du front, et la douleur s'y fait sentir, mais seulement au toucher. Le collodion serait là d'un emploi bien difficile : ce topique, en raison de sa prompte dessication, aurait déjà confondu les cheveux, en formant une sorte de plique, avant d'avoir atteint la peau; et l'on exposerait ainsi la partie malade à de pénibles tiraillements. Désirant néanmoins poursuivre l'érysipèle sur ce nouveau théâtre, et à la fois éviter de tels inconvénients, tout en profitant des avantages de la méthode, j'applique sur la tête, une couche d'huile qui, formant, avec la chevelure, une espèce de feutre, rappelle l'expérience du docteur Fourcault sur les chiens et les lapins. Le 19, le sommeil qui, jusqu'ici, avait fait défaut, est revenu; la chaleur est peu sensible, et le pouls ne marque plus que 92. Quant à l'érysipèle, le mouvement de résolution en est évident partout ; seulement les bords libres des paupières qui n'ont pas été revêtues de collodion, restent rouges et gonflés dans une largeur d'un demi-centimètre, ce qui donne aux yeux un caractère fort étrange. Le lendemain, cinquième jour, ces derniers vestiges sont eux-mêmes dissipés, et la malade annonce avec joie sa guérison, que confirment suffisamment l'appétit, la fraîcheur de la peau et un pouls normal. Est-ce à l'huile appliquée sur le cuir chevelu que j'ai dû de borner l'érysipèle sur la région crânienne? Cette pratique a pu y contribuer;pourtant il ne faut pas oublier que, chez le très grand nombre des malades, l'érysipèle, lorsque le développement en est entravé à la face par un enduit imperméable, l'érysipèle, dis-je, a peu de force pour se propager au delà et envahir le crâne, à moins de calvitie, comme j'en ai cité un exemple. Ajoutez à cela que les cheveux ne sont jamais aussi rapprochés sur la tête de l'homme que les poils sur le corps des animaux, en sorte que tout en imitant le procédé expérimental du docteur Fourcault, nous ne saurions obtenir un résultat immédiat aussi complet ; et j'ignore jusqu'à quel point on pourrait, dans une circonstance sérieuse, compter sur un tel agent. Néanmoins il peut arriver, bien que fort rarement, que l'érysipèle débute par le cuir chevelu ; et il serait regrettable de rester désarmé en présence des accidents souvent très-graves qui se développent alors. C'est dans de telles conditions qu'on pourra recourir avec avantage à l'enduit gommeux recouvert ensuite d'amidon, procédé dont je me suis exclusivement servi pendant plusieurs années, et dont l'observation suivante fera juger le mérite.

XIIe *Observation*. — Appelé le 14 août 1847, auprès d'une jeune fille de sept ans, d'une constitution délicate, je la trouvai en proie à une fièvre violente et à une grande anxiété, phénomènes que m'expliqua un érysipèle déjà étendu à la partie supérieure du front et à la région du crâne, circonscrite par les sutures lambdoïde et fronto-pariétales. J'appliquai immédiatement l'enduit dont je viens de parler ; et les avantages en furent tels que le surlendemain, la convalescence était parfaitement dessinée. La solution gommeuse, ne sé-

chant pas aussi promptement que le collodion, arrive
aisément jusqu'à la peau, sous les cheveux ; et l'enduit que forme, avec l'amidon, cette solution, est fa-
cilement enlevé par des lotions d'eau tiède, une fois
la guérison obtenue. Ce procédé a ici un avantage incontestable sur le collodion ; partout ailleurs, ce dernier topique mérite la préférence, et j'en ai dit les raisons.

Enfin je terminerai cette première série d'observations, toutes relatives à l'érysipèle de la tête, par deux
faits d'une signification identique, et qu'il me suffira
de mentionner.

XIIIᵉ et XIVᵉ *Observations*. Ces faits sont remarquables par cette circonstance, que trois ans auparavant,
les deux malades avaient subi pareille affection, dont
la durée avait été d'un mois, et que des croûtes
épaisses, résultat de phlyctènes larges et nombreuses,
avaient long-temps encore persisté sur le visage ; tandis que cette fois, traités par l'enduit imperméable, ils
étaient l'un et l'autre convalescents le quatrième jour,
bien que les symptômes généraux et les caractères locaux se fussent annoncés, au début, avec une grande
intensité. L'un de ces faits a été recueilli à la Charité,
dans le service du docteur Briquet, salle Saint-Marthe ;
l'autre, à l'hôpital militaire du Roule, dans le service de
mon excellent et savant ami, le Dʳ Warmé alors chirurgien en chef de cet établissement. Certes, je ne prétends
pas établir qu'ici l'érysipèle eût duré, sans cette nouvelle

médication, aussi longtemps que la première fois; néanmoins, il n'eût pas été déraisonnable de le craindre; et en voyant, chez ces deux malades, la résolution s'accomplir aussi promptement que chez tous les autres; en constatant ainsi que, sous l'action des enduits imperméables, jamais l'affection n'a parcouru ces longues périodes qui en signalent par fois la marche, on sera bien forcé, à moins de se mettre en hostilité ouverte avec l'évidence, on sera bien forcé, dis-je, de faire honneur, d'un tel résultat, au traitement adopté.

Mais des succès bien autrement frappants nous attendent là où l'érysipèle affecte, soit le tronc, soit les membres, et non la face; et c'est chose merveilleuse de voir alors les phénomènes locaux les plus prononcés, les symptômes généraux les plus alarmants, s'évanouir avec une sorte d'empressement, et faire place, en quelques heures, au calme le plus parfait, à la convalescence la mieux dessinée.

XVe *Observation*. — M. L..., âgé de 48 ans, habituellement d'une bonne santé, bien que d'une apparence peu robuste, est atteint, le 22 mai, d'un rhumatisme aigu, qui occupe la région cardiaque, et s'étend, en arrière et en haut, sur la paroi thoracique, dans un espace de 25 centimètres à peu près. La douleur est poignante; l'anxiété, fatigante; la respiration, précipitée; l'insomnie, indomptable. Quarante sangsues sont appliquées en deux fois, dans l'intervalle de trois jours, sur la partie antérieure et gauche de la poitrine, et la douleur, abandonnant ce point, se fixe au dessous de l'omoplate, dans une étendue de 15 centimètres. L'affection est combattue alors sur ce nouveau théâtre par un vésicatoire, et mon malade paraît toucher à la convalescence, lorsque, tout à coup, le 1er juin, se rallume la fièvre avec plus de violence que jamais, en même temps qu'éclate de nouveau une douleur des plus aiguës, à la partie antérieure du thorax. Mais cette fois, ce n'est plus du rhumatisme que dérive la douleur : un érysipèle est apparu, qui, des morsures de sangsues, a déjà gagné toute la surface antérieure de la poitrine, et l'abdomen jusqu'à l'ombilic. Et ici, ce n'est pas un de ces érythèmes non fébriles, qui parfois entourent, dans une assez grande étendue, les morsures de sangsues, et s'éteignent spontanément du jour au lendemain ; c'est un érysipèle fortement accentué, d'un caractère ambulant ; affection perfide et dangereuse qui, s'étendant tous les jours davantage, ne s'arrête qu'après avoir successivement parcouru la plus grande partie de la surface du corps ; à moins toutefois que la mort ne vienne interrompre cette marche envahissante. Certes, j'eusse été pénétré de crainte, si je n'eusse eu à ma disposition un traitement dont les avantages s'étaient déjà fréquemment révélés sous mes yeux ; et beaucoup de médecins, en pareille conjoncture, n'eussent assurément jugé une telle situation que d'une manière fort sévère. Il n'y a pas longtemps qu'un des chirurgiens les plus distingués de Paris, a vu succomber une de ses malades qu'il avait récemment opérée d'un polype de l'utérus, et qui, frappée d'une pleuro-pneumonie, subit sur le thorax une application de sangsues, à la suite de laquelle se développa un érysipèle ambulant dont l'issue fatale ne put être prévenue par la thérapeutique la plus active. Pour moi, plein de sécurité auprès de mon malade, j'annonçai avec assurance que cette vive anxiété, cette fièvre ardente, ce sentiment intolérable de brûlure sur la poitrine, cette rougeur et ce gonflement, tous les phénomènes enfin, locaux ou généraux, seraient promptement subjugués; et l'enduit imperméable avait le lendemain réalisé cette heureuse prédiction. Seulement, vers l'épaule gauche s'apercevait une rougeur qui, toute récente, se détachait de la partie supérieure de l'érysipèle, dans l'unique point où le collodion s'était soulevé. Partout ailleurs, la résolution était complète, et, le jour même, une nouvelle couche de vernis fulmi-éthéré avait fait justice de cette légère extension du mal.

Cette différence, dans la durée nécessaire au traitement, suivant que l'érysipèle se montre à la face ou sur les autres parties du corps, est un fait remarquable, digne d'intéresser le physiologiste aussi bien que le praticien, et qui, entièrement inexplicable sous la pression des idées en faveur, n'est plus une difficulté, avec les notions de philosophie médicale que j'ai développées. Il y a mieux : ce fait relève directement des principes mêmes sur lesquels j'ai fondé la méthode thérapeutique, et fortifie ainsi le dogme, de toute la diversité qu'apportent, dans le succès, les conditions particulières de régions qu'a frappées la maladie. N'oubliez pas, qu'en dérobant la peau enflammée au contact de l'air, je n'ai eu pour but que d'attaquer, dans un de ses éléments essentiels, la chaleur animale, mobile incontestable de l'inflammation. Trois faits ici se lient et se suivent dans une filiation hiérarchique : l'action de l'air sur la peau, la chaleur animale, l'inflammation ; et, de ces trois faits, le dernier est asservi au deuxième ; celui-ci, au premier. Avec des notions de cette exactitude, qui ne voit sur le champ que là où le contact de l'air peut être absolument interdit, l'érysipèle doit être plus promptement subjugué que sur la face, où s'ouvrent, par plusieurs orifices, diverses cavités dont les parois, subissant infailliblement l'action de l'air, continuent de pourvoir, en partie au moins, à l'exercice de la calorification, et d'alimenter, en dépit de notre médication, le travail inflammatoire ? On ne s'étonne plus alors de voir l'érysipèle du tronc ou des membres se dissiper, en un jour, souvent en quelques heures, comme j'en rapporterai des exemples ; tandis qu'à la face, il faut d'ordinaire de deux à cinq jours, pour atteindre le même résultat. Cette différence n'a donc rien que de naturel, de parfaitement conforme aux enseignements de la physiologie, et ne peut qu'affermir le principe, loin de le compromettre. Et c'est ainsi que, rayonnant la lumière sur les actes morbides, la physiologie en éclaire les détails aussi bien que l'ensemble, et plaçant tous les faits dans leur enchaînement régulier, rétrécit, aux yeux du véritable praticien, le cercle des exceptions, ressource toujours ouverte à la vaniteuse insuffisance de l'empirisme.

Hâtons-nous de dire que, tout en disparaissant promptement sous l'enduit imperméable, l'érysipèle, soit au tronc, soit aux membres, n'est pas toujours, pour cela, dompté définitivement : vaincu sur un point, il franchit parfois, à plusieurs reprises, les limites qui lui sont tracées, et parvient ainsi à parcourir une assez grande étendue de la surface du corps. Mais outre qu'une telle résistance est rare, tout ce mouvement s'accomplit alors dans une sorte de calme, et sans que la fièvre, éteinte ou au moins fort diminuée dès le premier ou le second jour, reprenne désormais une alarmante intensité. En voici un exemple :

XVIe *Observation*. — Au n° 1 de la salle Saint-Louis, hôpital de la Charité, service du docteur Briquet, se trouve un homme âgé de 35 ans, convalescent d'une pleuro-pneumonie suraiguë, contre laquelle a été dirigé un traitement fort actif, et qui a laissé à sa suite un état cachectique bien caractérisé. Le 31 mars, après deux jours d'une fièvre dont on n'a point pénétré la cause, un érysipèle se déclare sur tout le côté droit du thorax, avec engorgement inflammatoire des ganglions axillaires, et promptement accompagné d'une oppression fatigante et d'une vive anxiété. En moins de vingt-quatre heures, l'érysipèle s'éteint partout sous le vernis fulmi-éthéré; mais la rougeur a gagné la partie postérieure du tronc, où elle est bornée par la ligne vertébrale. Quant aux symptômes généraux, il n'en est plus, et le pouls est à 60. Le 2 avril, la maladie paraît conjurée; seulement, quelques traînées d'un rouge pâle ont franchi çà et là les limites du collodion, et, le lendemain même, elles étaient effacées sous une nouvelle couche de ce topique. On pouvait croire le malade guéri : toutefois, le jour suivant, 4 avril, l'érysipèle s'est porté à la fois sur les deux épaules, sous forme de deux bandes d'une longueur de 20 centimètres, sur une largeur de 8 ; on dirait de deux bretelles. Mais cette nouvelle extension s'accomplit sans fièvre, et le malade, dont l'appétit s'est prononcé, n'en continue pas moins l'usage des bouillons et d'autres aliments légers qui lui ont été permis déjà depuis deux jours. A dater de ce moment, l'érysipèle se montre encore, soit aux bras, soit à la région sternale; et, toujours subjugué, il s'éteint enfin le 9, pour ne plus reparaître. Qui dira la durée qu'aurait eue l'affection ? Qui dira les dangers dont le malade était menacé, sans une médication qui, chaque jour, enrayait le mal dans son développement ? Vainement l'inflammation cutanée se portait d'un point à un autre ; ce travail morbide, sur quelque région qu'il sévît, aussitôt conjuré, n'avait le temps, ni de gagner en profondeur, ni de retentir sur les centres viscéraux, et de livrer ainsi l'organisation entière aux périls d'une fièvre destructive. De tous temps, ces érysipèles ambulants se sont montrés funestes dans les hôpitaux, et les dangers, qui toujours en sont inséparables, sont rendus plus menaçants encore par l'état de langueur et de débilité des sujets auxquels ils s'attachent avec une cruelle prédilection. Affaiblis et détériorés par des maladies à peine effacées, ou même encore indomptées, les tissus ont perdu toute résistance, les vaisseaux se laissent distendre et déchirer ; et la désorganisation, sous le nom de gangrène, portant la cachexie à ses dernières limites, réalise enfin le fatal dénoûment que le savoir a prévu, sans pouvoir l'éviter. J'en tracerai ici un exemple sur lequel s'est imprimé, d'une manière saisissante, le double témoignage du fâcheux caractère de la maladie, et à la fois de la haute valeur d'une médication qui, employée tardivement, et alors qu'il n'était plus permis d'espérer, a pu néanmoins encore protester avec honneur contre le terme fatal, et, en quelque sorte, étonner la mort par une résistance inattendue.

XVIIe *Observation*. — Une femme, âgée de 30 ans environ, était venue à la Charité, réclamer des soins, pour une tumeur abdominale, que l'autopsie démontra

plus tard n'être autre chose qu'une collection purulente dans l'ovaire gauche. La malade était sans fièvre,
mais la douleur dont s'accompagnait la tuméfaction,
décida le docteur Briquet à une application de sangsues, application dont ne fut d'ailleurs obtenu aucun
soulagement. Quelques jours s'écoulèrent, et, autour
des morsures de sangsues, un érysipèle apparut, qui,
marchant ensuite parallèlement des deux côtés, gagna
progressivement toute la partie inférieure de l'abdomen et les membres pelviens. La malade était au
huitième jour de l'affection, lorsque je la vis pour la
première fois : alors l'abdomen était dégagé, mais les
cuisses étaient fort tuméfiées ; l'accablement était profond, le visage décomposé ; la peau sèche, terreuse ;
et enfin le pouls, petit et misérable, battait 120 fois
par minute. Ma méthode thérapeutique, après sept
ans d'épreuve dans ma pratique particulière, faisait
alors son entrée dans les hôpitaux ; et, de l'aveu de
tous les assistants, il était impossible, si elle échouait
ici, d'en juger la valeur sur une position aussi désespérée. Ces réserves faites, on en pratique l'emploi sur
une cuisse seulement, afin de conserver un terme de
comparaison ; et l'on choisit, pour cet essai, le membre le plus compromis. Le lendemain, la rougeur et
le gonflement ont diminué dans ce membre ; et, quarante-huit heures après l'application de ce nouveau
traitement, le mouvement de résolution y est évident.
Cependant, le mal, dans le membre opposé, a fait

d'alarmants progrès : déjà des eschares grisâtres s'y montrent, qui trahissent la dissolution de l'organisme ; déjà un autre érysipèle s'est dessiné sur le sein droit, qu'a promptement encore maculé la gangrène, et la malade succombe, présentant, par un contraste frappant, d'un côté, la souillure d'une décomposition avancée; de l'autre, là où l'enduit avait été appliqué, un état d'intégrité qui annonce au moins que la méthode est sortie de la lutte sans humiliation. Ce triste résultat, eût-on pu l'éviter, si, au début, l'érysipèle avait été combattu par le topique imperméable ? La débilité qui, chez cette malade, était la suite de longues souffrances, constituait une condition fâcheuse sans doute, mais ne plaçait pas l'affection intercurrente au dessus d'une ressource dont on a pu depuis mesurer toute la puissance. Une telle opinion se trouve suffisamment justifiée par les deux faits suivants :

XVIIIe *Observation.* — Un médecin, dont la valeur ne saurait être contestée, le docteur Roche, m'écrivait à la date du 10 avril : « Un de mes malades a
« été pris, il y a vingt jours, d'un érysipèle de la face.
« Il en avait déjà eu un, l'année dernière. Celui-là,
« bien franchement inflammatoire, avait suivi la mar-
« che ordinaire de ces affections; en huit à dix jours
« il était terminé.

« Il n'en est pas de même de celui de cette année :
« dès le début, il avait un vilain caractère; la rou-
« geur en était livide ; et au lieu de s'étendre au derme

« chevelu, il est descendu au cou et à la nuque, de là
« aux épaules, puis aux bras ; en même temps, au
« dos et aux fesses. Aujourd'hui, l'érysipèle occupe
« les deux cuisses, et il existe un abcès diffus dans le
« bras droit.

« A mesure que cet érysipèle cheminait, il perdait
« ses caractères inflammatoires ; la rougeur en deve-
« nait bleuâtre, brunâtre, et il finissait par revêtir
« les caractères du *purpura hemorragicum*. Des
« taches d'hémacélinose sont apparues ce matin sur
« la jambe droite.

« Je ne vous ai pas prié de venir appliquer le col-
« lodion sur ce malade, craignant de compromettre
« le moyen dans un pareil cas. Si pourtant, vous
« croyez pouvoir lui être utile, et que vous consen-
« tiez à tenter votre médication, dans une circons-
« tance aussi grave, veuillez m'en prévenir. »

Ce fut le 11, que je vis le malade, avec le docteur
Roche : C'était un homme de quarante ans environ,
et d'une constitution robuste. Travaillé par une fièvre
ardente, il était plongé dans une profonde prostration.
Le bras et l'avant-bras, énormément tuméfiés, œdé-
mateux à la surface, laissaient percevoir une fluctuation obscure dans l'épaisseur des tissus. Les fesses
étaient rouges et gonflées, ainsi que les cuisses ; et
sur les parties ainsi envahies par l'érysipèle, se re-
marquaient des suffusions sanguines, qui rappelaient
assez exactement l'ecchymose d'une contusion ré-

cente. Enfin, les taches hématiques, qui la veille ne se présentaient que peu nombreuses et sur une seule jambe, les couvraient toutes deux, ce jour là.

Une telle situation était difficile sans doute ; mais après les succès que j'avais obtenus déjà par le topique isolant, je ne devais pas perdre tout espoir, et cette médication fut immédiatement mise en usage. Dès le lendemain, la fièvre avait diminué, le gonflement des cuisses et du bras droit s'était considérablement réduit ; et si l'érysipèle avait un peu franchi les limites de l'enduit imperméable, au moins n'offrait-il plus les caractères alarmants du *purpura hemorragicum* ; en un mot, à nos yeux, la vie était sauve. Après quelques jours encore, les membres furent complétement détuméfiés, et la convalescence ne fut plus arrêtée que par un petit dépôt qu'il fallut ouvrir à la région cubitale interne du bras droit.

L'occasion ici se présentait, de faire une observation intéressante, et je regrette de l'avoir laissé échapper : on sait, par les expériences du professeur Magendie, que les animaux à température propre, succombent invariablement, quand leur chaleur s'est accrue de cinq degrés ; et qu'alors, le sang, privé de consistance, transsude à travers les parois vasculaires et s'épanche ainsi dans les tissus, sous forme d'ecchymoses. Était-ce sous l'empire d'une chaleur fébrile exagérée, que l'érysipèle, chez le sujet dont je viens d'esquisser l'histoire, avait revêtu les caractères du *purpura hemorrhagicum*, et que s'étaient produites les taches d'apparence scorbutique ? Pour moi, le fait n'est pas douteux ; l'ascension de la température, chez ce malade, devait être au moins de quatre degrés ; mais je ne l'ai point constatée au thermomètre; et c'est là ce que j'aurais dû faire. Je n'y songeai que le lendemain, alors que la fièvre avait déjà perdu de sa violence, et que le sang ne transsudait plus à travers les parois vasculaires.

Quoi qu'il en soit, ce fait était d'une gravité incontestable; la mort était imminente, et l'application du topique imperméable changea immédiatement la face des choses. C'en est assez pour démontrer qu'avec une médication aussi puissante, l'espoir est encore permis jusqu'au dernier moment.

XIXe *Observation*. — L'autre fait, qui établit la valeur de cette ressource, dans les circonstances les plus pressantes, fut moins grave comme érysipèle ; mais il emprunta une grande importance au dépérissement du sujet, et aux complications de plus d'un genre, qui venaient ajouter au danger. Recueilli, comme plusieurs autres, à l'hôpital de la Charité, salle Saint-Louis, service du Dr Briquet, ce fait concerne un homme qui, détérioré par l'intoxication saturnine, dont l'influence s'était principalement portée sur les viscères digestifs, avait été pris d'une vaste pneumonie, et à la fois d'une péritonite générale. Cet homme subissait une thérapeutique fort active, et sa triple affection n'avait encore cédé nulle part, que déjà un érysipèle faisant explosion sous l'ombilic, autour de récentes morsures de sangsues, envahissait toute la région abdominale. Cette fois, l'enduit fulmiéthéré fut promptement mis en usage, et l'érysipèle, s'arrêtant immédiatement dans sa marche ascensionnelle, s'évanouit en moins de vingt-quatre heures, laissant ainsi à l'organisme tout ce qui lui restait de force; à l'art, tout ce qu'il pouvait réunir de puissance, pour conjurer le danger qui s'attachait à une position d'ailleurs si alarmante. Un mois après, cet homme était convalescent de toutes ses maladies.

Je n'ai point eu encore à combattre, chez les nouveaux-nés, l'érysipèle ombilical si fatalement mortel jusqu'ici; mais je n'ai pas craint d'annoncer dans plusieurs de mes publications, que ce genre d'érysipèle serait subjugué aussi aisément que tout autre, et le Dr Blache, qui se trouve en si bonne position pour éclaircir le fait, a depuis réalisé cette heureuse prédiction.

XXe *Observation*. — Un enfant, que venait de recevoir le docteur Danyau, est atteint le surlendemain de sa naissance, d'un érysipèle ombilical, dont la marche prend la rapidité qu'on sait. Le pronostic le plus effrayant est porté : l'art n'est point encore parvenu à se rendre maître d'une telle affection ; et, quelque chagrin qu'en puissent concevoir les parents, il faut ne leur rien dissimuler ; c'est un arrêt de mort qui, jusqu'à ce jour, est resté irrévocable. Cependant, on décide qu'on en appellera sans retard à une consultation, et c'est sur le Dr Blache que se réunissent à la fois le choix des parents du petit malade, et celui de l'accoucheur. S'autorisant des succès de ma pratique, fort encore d'une expérience personnelle, le Dr Blache propose de revêtir d'une couche de collodion toute la surface envahie; et cette médication triomphe, en quelques heures, de l'affection, et rend à la tendresse de ses parents, un enfant dont ils pleuraient déjà la mort.

Ce fait n'a, pour moi, rien de surprenant, et certes, c'était peu me commettre, que d'annoncer le succès, alors que la justesse du principe assurait le bienfait de l'application. L'érysipèle, ici comme ailleurs, n'est autre chose, dans sa manifestation extérieure, qu'une inflammation aiguë de l'enveloppe cutanée; cette inflammation consiste elle-même dans la production exagérée du calorique animal, et le topique imperméable, en dérobant la peau à l'action immédiate de l'air, enlève à cette production un de ses éléments essentiels. Je n'apercevais donc aucune raison de douter du résultat, et parmi les faits dont pouvait encore s'encourager ma conviction, il en est un que je fis connaître, et qui est assez intéressant pour mériter une place dans ce travail.

XXIe *Observation*. — Une petite fille d'un an, tourmentée par les souffances d'une dentition qui, déjà deux fois, avait déterminé le développement d'un phlegmon aux environs de la mâchoire inférieure, fut prise d'un engorgement douloureux des ganglions axillaires du côté droit, engorgement qu'on crut devoir imputer à la même cause. Deux jours se passent. pendant lesquels l'inflammation gagne en profondeur, s'étend au tissu cellulaire devant le grand pectoral, se dessine là, par une tuméfaction considérable; et alors apparaît un érysipèle qui, partant de l'aisselle, se propage, en quelques heures, à toute la région antérieure du thorax et à la moitié du dos. La chaleur est ardente, la respiration haletante, l'agitation incessante; enfin la circulation précipitée au point de fournir 180 pulsations artérielles par minute. Il est sept heures du soir : j'applique une forte couche de collodion sur toutes les parties malades, même un peu au delà, et la mère, avertie de la marche envahissante qu'affectera sans doute l'érysipèle, est chargée d'en surveiller les développements, et d'attaquer la rougeur par le même agent, là où elle surgira. La nuit et le jour suivant, le mal se porte successivement sur le cou et la partie inférieure du visage, sur les bras, les avant-bras et les mains, sur les cuisses, les jambes et les pieds; et, partout poursuivi, partout il est conjuré. Prompte a été l'affection dans ses attaques, prompte en a été la chute; trente-six heures ont vu s'accomplir tout ce mouvement. Cependant, si l'érysipèle est éteint, la fièvre persiste, bien diminuée sans doute, mais suffisante encore pour dénoncer quelque travail phlegmasique. Déjà même, un point de fluctuation est sensible au devant de l'aisselle droite, et deux jours après la disparition des derniers vestiges de l'érysipèle, un abcès était ouvert, sans que d'ailleurs la convalescence en fût entravée.

Parmi les érysipèles dont j'ai rapporté l'histoire, il en est plusieurs dont le point de départ s'est trouvé aux morsures de sangsues, et l'on a vu le succès sanctionner avec une merveilleuse constance, l'emploi d'une méthode thérapeutique sortie de la physiologie, et hautement recommandée par les faits pathologiques. Ces érysipèles, nés ainsi d'une lésion tout extérieure, ne doivent-ils pas être rangés dans l'ordre des érysipèles, dits *traumatiques* ? L'élément étiologique auquel ils s'enchaînent, et à la fois l'issue funeste que fréquemment ils préparent et réalisent, donneraient sans doute raison à un tel classement ; mais les esprits difficiles à convaincre, sévères sur la légitimité des rapprochements, repousseront assurément cette assimilation ; et, transportant la question dans les salles de chirurgie, c'est là seulement qu'ils prétendront juger la valeur de la méthode ; dans les salles de chirurgie, où le mal se montre sous les formes les plus variées, où s'exhalent les miasmes les plus pernicieux, où les constitutions les plus malheureuses, les santés les plus compromises viennent exercer le savoir et la persévérance de l'homme de l'art, où enfin le fer et le feu, plongeant à chaque instant dans les tissus vivants, y accomplissent les opérations les plus savantes, et à la fois les plus graves ; suprême espérance ! trop souvent troublée dans le cœur du chirurgien par l'effroi traditionnel qui s'attache à l'érysipèle. Est-ce bien là, au sein de la plus dangereuse infection, et sous l'instrument de l'opérateur, qu'il faut accepter l'épreuve ? Soit : je suis en mesure de répondre à toutes les exigences.

A l'hôpital Saint-Louis est un grand service de chirurgie, alors confié à l'habileté du professeur Nélaton : le théâtre est vaste ; l'érysipèle traumatique y est fréquent. Nous étions au mois de mai : un malade qui, tout récemment en avait été frappé, venait d'y succomber, et la mort allait faire une nouvelle proie, d'une malheureuse femme qui, à son tour, en subissait les atteintes, à la suite de cautérisations transcurrentes dirigées contre une tumeur blanche du genou. Ce fut la dernière victime. Le professeur Nélaton faisait alors accueil à ma médication : esprit droit et pénétrant, il en saisit, du premier coup, et le sens, et la portée ; il accepte, sans réserve, la pensée de philosophie médicale dont elle procède, et il en décide l'application. Trois ans viennent de s'écouler, et soit à l'hôpital Saint-Louis, soit à l'hôpital de la Clinique, auquel il est maintenant attaché, les guérisons les plus inattendues, des guérisons capables de confondre la contradiction la plus opiniâtre, ont largement payé au savant professeur, le prix de sa confiance et de sa juste appréciation. Ici, pour relever les observations, je n'éprouve d'embarras que sur le choix : l'érysipèle traumatique s'est montré dans des conditions si diverses, l'expérimentation a été si complète, que les médecins, curieux de voir, et venus avec le scepticisme, se sont retirés avec la conviction. Et les résultats qui les ont étonnés, ce n'est pas seulement une fois, et accidentellement qu'ils se sont accomplis ; mais bien à chaque occasion, et en quelque sorte tous les jours ; car on dirait que la Providence a voulu multiplier les faits, pour multiplier les succès, et assurer ainsi à l'éclat de la science, une grande vérité ; à la gloire de notre art, de nouveaux bienfaits.

Je ne m'autoriserai pas de ces érysipèles traumatiques, non fébriles au début, et qui, à peine apparus, sont aussitôt réprimés par l'enduit imperméable. Bien que ces érysipèles aient aussi leurs dangers, et qu'il ne soit pas rare de les voir, changeant tout à coup de marche, prendre un caractère envahissant, je ne m'en autoriserai pas, car je ne pourrais échapper à cette objection que, sans doute, abandonnés à eux-mêmes, les malades si légèrement frappés, eussent également guéri. Certes, il en est parfois ainsi, et ma main a pu être assez heureuse pour ne rencontrer, dans les érysipèles apyrétiques, que des faits de cet ordre. Cette concession, je la fais donc entière pour cette forme d'érysipèles ; mais, je ne saurais l'étendre aux érysipèles fébriles, à ces érysipèles dont les frissons, les nausées, les vomissements, l'anxiété, la chaleur et la fréquence du pouls, forment, dès le début, l'effrayant cortège ; je ne le saurais, car alors, le danger s'imprime en profonds caractères, et sur la marche rapide du mal, et sur la souffrance générale de l'économie. Eh bien ! subjuguer de tels érysipèles n'est aujourd'hui qu'un jeu ; et la médication est encore ici tellement prompte dans son action, les résultats en sont si complets, qu'à moins de nier le mouvement de l'homme qui marche, il est impossible d'en contester l'éclatante supériorité. Vainement on argumentera ; je me crois en droit de défier l'incrédulité la plus obstinée, quand je puis montrer, sur le même sujet, sur la même région du corps, et au même moment, l'érysipèle, ici négligé, survivre ; là, combattu, s'éteindre. On a pu voir, à l'hôpital Saint-Louis, un malade qui offrait de la manière la plus remarquable ce double témoignage de l'action du topique.

XXIIe *Observation*. — Cet homme, couché au n° 51 de la salle Saint-Augustin, fut, au commencement d'octobre, frappé d'érysipèle à la face, à la suite de l'introduction d'un fil dans le canal nasal. Attaqué assez timidement par une seule couche de collodion, cet érysipèle fut modéré, dans son intensité, mais non arrêté dans sa marche ; et, après avoir parcouru le cuir chevelu, où on l'avait abandonné à lui-même, il envahit le cou et toute l'étendue de la région dorsale.

Là, on le poursuivit de nouveau par le vernis fulmi-
éthéré ; mais la couche mince de cet enduit se fen-
dilla promptement en une multitude de points, et
laissa ainsi l'érysipèle persister dans toutes les fissures, alors que l'affection était complétement dissipée partout où la peau était restée couverte ; et une
fois la guérison obtenue, les traces de ces fissures se
montrèrent longtemps, marquées en raies rouges, et
figurant de nombreux polygones qui faisaient comparer le dos de cet homme à une carapace de tortue.
Inutile de dire que les accidents généraux, élevés d'a-
bord à un assez haut degré, se tempérèrent promptement comme l'inflammation extérieure, et que toute
idée de danger fut bientôt écartée. Rétabli de cette
affection depuis une quinzaine de jours, cet homme
subit une nouvelle opération le 23 du même mois. Le
fil qu'on avait placé dans les voies lacrymales avait
été enlevé, il fallait le remplacer ; et pour obéir à cette
indication, l'opérateur pénétra dans le canal nasal, à
la faveur d'une incision, au dessous du grand angle
de l'œil. Le lendemain, déjà, un nouvel érysipèle se
montrait autour de la plaie, dans une étendue de huit
centimètres, accompagné de fièvre et d'anxiété. Cette
fois, l'enduit imperméable est appliqué avec plus de
hardiesse : le docteur Nélaton en fait couvrir, non
seulement la rougeur, mais encore les parties environnantes ; les fissures sont réparées attentivement,
et l'érysipèle ainsi limité à la face par ce traitement

dirigé avec soin, se trouve dompté en trois jours, sans qu'on ait affranchi les voies lacrymales du fil qui en parcourt l'étendue.

Constatons, en passant, que cet érysipèle traumatique de la face, a déployé contre le traitement la même résistance que nous avons déjà rencontrée dans l'érysipèle spontané de cette région, et qu'ici, comme là, trois jours ont été nécessaires pour en arrêter l'extension et l'éteindre. Certes, le succès encore a de quoi satisfaire ; mais il n'a rien de comparable à celui qu'on obtient sur toute autre partie du corps, là où la médication s'élève à sa plus haute puissance, et fait ainsi disparaître la maladie avec une rapidité qui n'est pas sans quelque prestige. On en pourra juger par les faits que je vais rapporter.

XXIIIᵉ *Observation.* — Au n° 26 de cette même salle Saint-Augustin, a été couché un homme âgé de 34 ans, atteint, au genou gauche, d'un furoncle volumineux, dont le bourbillon déjà, au moment de l'entrée à l'hôpital, se détachait pour être éliminé. Considérée généralement comme peu sérieuse, une telle affection n'aurait certainement pas inspiré à ce malade la pensée de venir demander un lit, sans la fièvre, les frissons, les nausées, qui l'avaient forcé de suspendre ses travaux d'artisan. C'est qu'un érysipèle venait de se déclarer, qui enveloppait déjà le genou tout entier, et s'étendait en dedans sur le jarret. Visité pour la première fois, le 19 octobre, cet homme n'obtint d'autre médication qu'une couche de collodion sur le gonflement érysipélateux ; et le lendemain, ce gonflement était complétement dissipé, ainsi que les symptômes généraux qui s'y rattachaient. Cependant, une légère rougeur qui existait encore à la partie interne et supérieure de la jambe, dans une très petite étendue, fut abandonnée à elle-même, et, après deux jours de calme, c'est-à-dire le 22, un autre frisson et le retour de la fièvre annoncèrent une nouvelle propagation de l'érysipèle qui, cette fois, envahit tout à coup la surface interne de la cuisse et toute la jambe. Le soir même, l'interne de service couvrit toutes les parties récemment frappées, et le lendemain, 23, tous les phénomènes de la fièvre étaient définitivement éteints. Quelques traces roses, dans les fissures de l'enduit, restaient comme seuls vestiges de l'affection locale. Du furoncle, il n'en était plus question : les premières couches de collodion, étendues sur le genou, en avaient détruit l'élément inflammatoire, et à la place du bourbillon, se trouvait seulement une légère croûte pour en rappeler le siége.

Que si un tel fait n'est pas assez caractérisé pour être concluant ; si cet érysipèle, survenu ainsi, non à la suite d'une opération chirurgicale, mais d'un simple furoncle, ne paraît pas suffisamment entaché de traumatisme, je puis, sans sortir de cette salle Saint-

Augustin, en signaler d'autres auxquels on ne saurait imputer le même défaut.

XXIV⁰ *Observation.* — Ainsi, au n° 48, se trouve un homme âgé de 36 ans, en proie à une tumeur blanche du genou, affection contre laquelle on exerça la cautérisation transcurrente, comme chez cette femme dont j'ai parlé, qui succombait à l'érysipèle au moment où le docteur Nélaton allait adopter ma méthode thérapeutique. Ce malade fut plus heureux : entré le 15 octobre, il subit le lendemain l'action du cautère actuel, et ce fut le 22 qu'éclata l'érysipèle avec son cortège ordinaire, frissons, fièvre, nausées, etc. Cet érysipèle qui, à la visite du 23, avait déjà gagné la partie interne de la cuisse dans la moitié de sa longueur, fut couvert par le vernis imperméable, et immédiatement enrayé. A l'occasion de ce malade, je dois ne point laisser ignorer un accident qui aurait pu avoir les conséquences les plus effroyables, mais qui, grâce à la présence d'esprit de l'interne, M. Notta, ne produisit aucun malheur. Il s'agissait, le 23 au soir, de réparer, sur la cuisse du malade, la couche gercée de l'enduit, et en approchant la lumière, pour éclairer M. Notta, dans cette opération, l'infirmier mit le feu au liquide. Rejeter les couvertures sur le malade, l'envelopper et le serrer fortement pour fermer l'accès à l'air, ce fut l'œuvre d'un moment, et tout sinistre fut ainsi évité. Il suffit, je pense, d'être prévenu de la possibilité d'un tel accident pour s'en tenir à l'abri.

XXV° *Observation*. — Sans avoir été plus prompte que chez le dernier malade, la disparition de l'érysipèle, chez le malade du n° 57, fut au moins plus remarquable par les conditions fâcheuses dans lesquelles l'affection fit explosion. Représentez-vous un homme de 46 ans, la main droite privée déjà du petit doigt, dont une nécrose a nécessité l'excision ; main droite doublée de volume par un travail chronique d'inflammation, étendu aux surfaces articulaires et aux gaînes tendineuses, et sur laquelle subsistent, à la suite d'abcès dans lesquels il a fallu plonger l'instrument, cinq plaies toutes garnies de végétations, et fistuleuses au centre. Représentez-vous cet homme, languissant sous l'atteinte de cette cruelle maladie, détérioré encore par un séjour déjà de quatre mois à l'hôpital, et vous aurez une idée fidèle du terrain dans lequel venait germer et se féconder l'érysipèle. En un jour, du 21 au 22 octobre, l'inflammation élevée dans la main à l'état aigu, s'était propagée à l'avant-bras et au bras, et le danger de la situation se trahissait suffisamment par les frissons, l'anxiété, la fièvre, et un profond accablement. A la vue de tant de gravité, les médecins qui suivaient avec intérêt ces expérimentations, ne purent se défendre d'un mouvement de doute sur le résultat, malgré les succès qui avaient étonné déjà leurs regards ; et, tout en faisant l'aveu d'une conviction entière, si je parvenais ici à me rendre maître de l'affection, ils m'exprimèrent toute leur défiance. *Revenez demain*, fut ma seule réponse, et le lendemain, la chute du gonflement et de la rougeur, sous le vernis fulmi-éthéré, le calme du malade, affranchi alors de tous les symptômes généraux qui, la veille, justifiaient de si vives craintes, donnaient raison à ma confiance et à ma sécurité. Il faut dire pourtant que l'érysipèle avait gagné, au delà de l'enduit, une étendue de deux à trois centimètres sur l'épaule, où, poursuivi d'ailleurs par une nouvelle couche de collodion, il fut réprimé le jour même. Ici, comme chez une multitude d'autres malades, l'enduit s'était déchiré vers le coude, et la peau, dans cette région, était restée rouge et tuméfiée ; des phlyctènes s'y étaient même développées comme pour faire servir l'imperfection du procédé à la consécration du dogme, et marquer ainsi, par un trait de plus, la supériorité d'une médication à laquelle revenait tout entier l'honneur du triomphe.

XXVIe *Observation*. — Dans le même moment à peu près, une malade de la salle Sainte-Foy nous fournissait un exemple tellement frappant encore de l'action de cette méthode de traitement, qu'après s'en être rendu témoin, il était difficile de résister à cette consolante pensée, que désormais, avec de pareilles armes, on n'avait plus à redouter l'érysipèle traumatique. C'était une femme âgée de 33 ans, à laquelle le docteur Nélaton avait extirpé une tumeur fibreuse du sein : la cavité résultant de cette ablation, s'était, à deux reprises, emplie de sang veineux; et, pour laisser à ce liquide une libre issue, force avait été, le surlendemain même, de renoncer à la réunion immédiate. Ce jour là, se montrait déjà, au dessus de la lèvre supérieure de la plaie, une rougeur érysipélateuse qui, tout en se développant sans fièvre, n'en éveillait pas moins les appréhensions du chirurgien, et l'enduit fulmi-éthéré la réprima aussitôt. Tout allait bien, lorsque le cinquième jour, 27 octobre, un violent frisson suivi d'une chaleur ardente, à laquelle se joignaient une forte céphalalgie et des nausées fatigantes, fut le signal d'un nouvel érysipèle qui, cette fois, éclatait avec une vive douleur à la région inférieure du sein, et se traduisait déjà par un gonflement considérable de cet organe et une rougeur très vive. Sans perdre de temps, l'interne M. Viguès mit en usage, comme chez les autres malades, l'enduit imperméable, et, le lendemain, à la visite du matin, la couche de collodion fortement adhérente à la peau, marquait seule la place qu'avait occupée l'érysipèle. Symptômes locaux et généraux, tous les phénomènes morbides avaient ainsi disparu en quelques heures, laissant dans l'esprit de M. Nélaton et de tous les assistants, la conviction que sans une telle médication, l'opérée aurait eu à compter avec une maladie, dont la solution ne pouvait être envisagée sans effroi.

De tous les faits dont j'ai tracé l'histoire, se dégage avec évidence la proposition suivante :

Quelle que soit l'étiologie de l'érysipèle ; que cette affection surgisse spontanément, c'est-à-dire sans cause connue ; que les morsures de sangsues en soient le point de départ, et comme le prétexte ; que l'instrument tranchant ou le cautère actuel en fournissent l'occasion, toujours l'inflammation en constitue le caractère sensible, la manifestation principale ; et toujours aussi vous en triompherez en paralysant, dans la région qui en est le théâtre, l'action calorisatrice à laquelle est infailliblement afférent tout travail phlogistique. La pratique chirurgicale sera donc, à l'avenir, exonérée d'un de ses plus grands dangers ; et la curation de l'érysipèle par la médication isolante, à la suite des opérations, sera désormais l'heureux pendant de la suppression de la douleur, par la médication anesthésique, au moment même où ces opérations s'accomplissent. Toutefois, l'érysipèle est une maladie qui marche vite, et l'on comprend que la disparition en est d'autant moins sûre et d'autant moins rapide, que le début en est de date plus ancienne. Certes, ce serait en vain qu'on prétendrait subjuguer l'inflammation, alors que déjà elle s'est propagée au loin, et qu'ayant gagné en profondeur, elle a marqué çà et là sa présence, par des foyers de suppuration, ou des plaques gangréneuses, triste message d'une fin prochaine. A peine éclatée, la maladie doit être com-

battue, et même poursuivie jusque dans ses derniers
vestiges ; car on a vu, par ma vingt-troisième observation, combien est perfide une légère trace inflammatoire qu'on néglige, et l'on verra par le fait suivant,
non seulement combien il importe de n'abandonner
la médication qu'après un triomphe complet, mais encore combien ajoute à la durée du traitement le retard
qu'on a mis à l'appliquer.

XXVIIe *Observation*. —Une jeune fille de 14 ans,
atteinte d'une tumeur blanche du genou droit, venait,
à la faveur d'une seule couche de collodion, d'échapper à un érysipèle qui, partant d'un ulcère fongueux
situé au côté interne de la région malade, avait promptement envahi, et la jambe, et une partie de la cuisse.
Un jour avait suffi à la guérison ; seulement une légère rougeur subsistait encore à la partie inférieure
de la jambe ; et l'on crut pouvoir, sans inconvénient,
la négliger. Cependant le lendemain cette rougeur s'é-
tait étendue au pied ; et ce ne fut qu'après trois jours
qu'on s'en occupa sérieusement. Alors, le pied était
fort douloureux, très - rouge, garni de phlyctènes,
surtout aux orteils, et tuméfié au point de faire craindre à M. Nélaton la formation d'un abcès au-dessous
de la malléole externe. Le collodion, appliqué alors,
eut bien pour effet immédiat d'arrêter le mouvement
ascensionnel de l'érysipèle, mais la résolution ne fut
en réalité parfaitement accomplie que le surlendemain. C'est surtout dans de telles conditions, c'est-à-

dire lorsque les parties malades sont en voie de tuméfaction, et que leur configuration permet de les envelopper comme d'une sorte d'étui, qu'il est indispensable d'attacher un grand soin à l'emploi du topique
et d'en surveiller les effets pour maintenir la médication dans toute sa vertu curative. A peine le vernis
est-il étendu, que, sous l'empire de la volatilisation,
s'opère un refroidissement condensateur ; et, après
quelques minutes, reprenant leur température première, les tissus se trouvent étranglés sous cette couche isolante, et, par leur développement, la rompent
en divers points. Il importe alors, pour éviter la douleur que ne manque pas de produire cette compression,
il importe de n'étendre d'abord qu'un enduit fort
mince, qui cédera aisément, mais dont on aura soin de
réparer aussitôt les déchirures. Parfois, dans la première heure, il est ainsi nécessaire d'y revenir à deux
et trois reprises.

En appliquant à l'érysipèle une telle méthode de
traitement, je n'ignorais pas que je remuais un sujet
délicat ; et je ne me suis rien dissimulé des difficultés
qui surgissent naturellement ici, et se dégagent en
quelque sorte d'elles-mêmes, de l'opinion médicale
actuelle. Parmi ces difficultés, il en est une qui se rattache à une question considérable dont les deux termes extrêmes sont, l'un, à l'étiologie ; l'autre, à la
thérapeutique. Si, dans l'érysipèle spontané, dans cet
érysipèle qui, par la fièvre prodromique, se confond

avec les pyrexies éruptives, ou du moins s'en rapproche ; si, dans l'érysipèle traumatique encore, on ne
peut méconnaître une disposition générale de l'économie, un élément pathogénique répandu et fécondé
dans le sein de nos organes ; si, en un mot, la rougeur
inflammatoire de la peau n'est qu'une émanation extérieure du principe qui sévit au dedans, est-il bien rationnel de s'attaquer uniquement à cette expression
symptômatique, et, pour ainsi dire, secondaire de la
maladie? Et la prudence approuve-t-elle une thérapeutique qui, comprimant au dehors l'explosion du mal,
le refoule peut-être et l'enferme dans les profondeurs
de l'organisme, où les ravages en seront bien autrement redoutables? J'ai dit les faits : certes, la chute rapide des phènomènes pyrétiques, l'obtention d'une
guérison prompte, toujours franche, définitive et pure
d'inconvénients, la fidélité du succès seraient déjà
des témoignages suffisants de l'innocuité de la méthode ; et je pourrais, m'autorisant de tels avantages,
décliner la discussion et abandonner, aux logiciens de
l'école, le soin de se mettre d'accord avec les résultats
accomplis. Je ne le ferai pas : jamais les triomphes de
l'art ne justifieront, à mes yeux, le sommeil de la
science ; et cette question, toute pratique qu'elle soit,
je me garderai bien de l'amoindrir, en la faisant descendre des hauteurs de la philosophie médicale où je
l'ai placée, aux vulgaires proportions d'un heureux
essai de l'empirisme. Rigoureusement déduite des con-

ditions attachées aux actes de la vie, cette application thérapeutique appartient à une lignée de faits dont la souche est dans la physiologie; et, pour soutenir l'honneur d'une telle origine, ce n'est point assez qu'elle ait acquis, sous l'épreuve clinique, sa patente d'innocuité; il faut encore qu'elle satisfasse à tous les scrupules d'une exigeante timidité. Avant tout, cette assimilation de l'érysipèle aux pyrexies éruptives est-elle bien légitime? Quelques rapprochements qu'on fasse à cet égard, on ne parviendra pas à déposséder, de leur propre valeur, les faits que j'ai signalés ; et l'on est peu disposé à reconnaître le dogme, quand on voit la fièvre et les accidents généraux s'évanouir invariablement en même temps que l'érysipèle, si précipitée qu'en soit la disparition. Faut-il donc, retournant la proposition dans un sens aussi absolu, considérer l'érysipèle comme un mal local, limité à la peau et aux tissus les plus voisins, tels que ganglions lymphatiques et tissu cellulaire ? Et les frissons, la fièvre et les autres phénomènes généraux qui en marquent l'explosion, ne seraient-il alors que le retentissement symptômatique de cette affection locale encore peu dessinée? Sans doute on voit des érysipèles débuter sans fièvre, et ne produire cette complication qu'après un développement assez prononcé. Il en est qui naissent ainsi d'une manière insidieuse, sous de simples bandelettes de diachylon gommé, se montrent d'abord sous forme apyrétique, puis gagnent en profondeur

aussi bien qu'en surface, déterminent les symptômes
les plus graves, et entraînent même la mort des sujets.
Ici la maladie se présente bien avec le cachet d'une
affection locale ; et ce caractère, peut-être consentira-
t-on à l'étendre à ces érysipèles dans lesquels, symptômes fébriles et phlegmasie cutanée, tout se déploie
simultanément. Mais lorsque la fièvre précède d'un et
deux jours l'inflammation de la peau, de manière à rappeler la physionomie des pyrexies éruptives, est-ce
encore là une affection locale? Je sais bien que parfois
la naissance des symptômes locaux échappe au médecin comme au malade, et qu'au moment où éclatent
le frisson, les nausées, la céphalalgie, déjà les ganglions
lymphatiques, sans fixer l'attention, peuvent se trouver engorgés et douloureux au toucher, dans le voisi-
nage de la peau marquée pour l'inflammation. Je sais
bien que ces phénomènes locaux, si peu saillants qu'ils
soient, suffisent néanmoins à l'explosion de tous les
accidents généraux, et que si dans le cours d'une
inflammation, la part de l'économie entière se règle
sur l'étendue et la profondeur de la maladie locale, il
n'en est point ainsi au début, où le retentisssement
général tire plutôt sa mesure de l'énergie dont est
douée la cause morbide. Je sais enfin qu'on voit des
pneumonies éclater par un frisson suivi de chaleur, alors
que l'auscultation ne dénonce encore aucun signe physique; mais je sais aussi qu'une telle question ne peut
se décider, ni sur un soupçon d'inattention, qui d'ail-

leurs ne saurait atteindre tous les faits, ni sur de simples analogies, mais bien sur des observations directes et de tous points incontestables. Et si je repousse
l'assimilation de l'érysipèle aux pyrexies éruptives
comme un rapprochement forcé; d'un autre côté, je
ne puis considérer cette affection comme invariablement locale; et quand je vois la rougeur inflammatoire de la peau ne surgir qu'après un ou deux jours
de fièvre ; quand je vois cette rougeur, tout en s'effaçant sous le vernis imperméable, s'étendre au delà, ou
même se montrer sur un point éloigné, il m'est bien
difficile de méconnaître, dans tout ce mouvement,
un élément morbide introduit par l'absorption, ou
né spontanément dans l'organisme, et porté par la
circulation sur les diverses régions de l'enveloppe cutanée. Ce caractère envahissant, commun aux affections générales, se retrouve dans plusieurs des observations que j'ai rapportées ; et, j'en ajouterai ici un
nouvel exemple, non moins remarquable par la violence du début et l'insuffisance de l'enduit imperméable à limiter exactement l'inflammation cutanée,
que par la modération qu'a imprimée aux accidents
généraux cette médication même.

XXVIIIe *Observation*. — Un jeune homme de 24
ans était entré à l'hôpital Saint-Louis pour une phlébite spontanée à laquelle se liait un engorgement œdé-
mateux et phlegmoneux du bras droit. Trois abcès
considérables, développés sur la partie interne du

bras et de l'avant-bras, furent immédiatement ouverts; et deux autres abcès plus petits furent confiés
à la résorption. Cette résorption était complète après
peu de jours; et, sous l'enduit fulmi-éthéré, le bras
ayant repris son volume normal, permit au convalescent de demander sa sortie. A peine rentré chez lui,
ce jeune homme fut pris de nausées, de frisson, de
fièvre; et le surlendemain, apparaissait un érysipèle
pour lequel le malade venait à l'hôpital demander de
nouveaux soins. Remontant à quarante-huit heures
de date, déjà l'inflammation cutanée s'étendait, de la
main droite, à l'épaule et à la partie supérieure du dos;
de volumineuses phlyctènes se montraient çà et là sur
les points envahis; et partout la rougeur était vive et
le gonflement considérable. A ces phénomènes locaux
se joignaient une chaleur intense, une grande fréquence du pouls, et un profond accablement. Tout, en
un mot, trahissait, chez ce jeune homme, une maladie
des plus sérieuses. Cependant l'érysipèle fut combattu
par l'enduit imperméable; mais dompté promptement
au bras et à la partie supérieure du dos, il gagna
la partie inférieure de cette région, puis les hanches,
les cuisses, l'épaule et le bras gauche; cédant partout
à la médication, et s'éteignant enfin le dixième jour
sur la partie supérieure des membres pelviens. Au
lieu d'occuper à la fois une grande surface, et de mettre en danger les jours du malade, l'érysipèle fut

en quelque sorte décomposé en plusieurs érysipèles successifs peu étendus, et auxquels ne purent s'attacher qu'une fièvre modérée, des symptômes généraux peu graves, proportionnés enfin au degré de l'affection locale qui, à chaque évolution, se trouvait enchaînée dans sa marche, et limitée dans sa durée comme dans sa profondeur. Toujours est-il qu'on ne pouvait ici méconnaître une disposition générale de l'économie, ou un agent pathogénique spécial mêlé au sang, et s'y fécondant peut-être pour propager ainsi sa funeste activité. Mais alors, comment concilier de telles conditions avec l'innocuité bien constatée d'un traitement qui le plus souvent fait disparaître subitement, de la peau, la manifestation morbide? L'agent pathogénique n'est-il pas toujours le même; ne chemine-t-il pas toujours avec le sang; et, sans cesse repoussé de la peau, ne fera-t-il pas enfin explosion dans le sein des viscères les plus importants? La difficulté reste donc tout entière; mais ce serait en vain qu'on chercherait à l'aplanir, sans briser hardiment la fausse autorité des idées reçues. Certes, si l'inflammation est toujours, à vos yeux, une entité morbide, susceptible d'émigrer de toutes pièces, de se transporter, dans tout son appareil, d'un organe dans un autre; si vous restez, à ce point, asservi aux préjugés de l'école, vous avez assez cherché la solution du problème; la difficulté, pour vous, est insurmontable. Continuez de subir cette conclusion contre laquelle se dressent tous les faits, que, réprimée dans un point, l'inflammation, dont l'agent matériel a trouvé asile dans l'économie, se portera fatalement sur un autre point pour y dépenser sa force, et en quelque sorte s'y épuiser. Mais non! décomposez avec moi le phéno-mène morbide ; remontez au principe qui le domine, à l'élément vital auquel il incombe; reconnaissez, dans la chaleur organique, la force dynamique de la circu-lation capillaire; et, dans l'inflammation, un simple fait d'hydraulique animale, sous l'action de cette force dynamique élevée au delà de sa mesure normale; dé-gagez, en un mot, le phénomène essentiel et primitif, de toutes ses conséquences matérielles, et la lumière se fera dans votre esprit; et, en maniant une arme puis-sante, vous ne fléchirez plus sous la crainte chimérique de blesser là où votre mission vous appelle à défendre. Quelque opinion alors que vous adoptiez sur l'étiologie de l'érysipèle; que vous en fassiez une pyrexie érup-tive, une inflammation locale ou une maladie généra-le à manifestation extérieure, toujours la médication isolante trouvera sa justification dans le mécanisme même de son action. N'oubliez pas que notre enduit imperméable ne s'adresse qu'à la chaleur animale; et, si subtil que soit l'agent morbide qui, porté dans le tissu de la peau, y a exagéré la faculté calorisatrice, je ne vois pas en vertu de quelle force et par quel méca-nisme cet agent morbide se précipiterait sur un orga-ne plus ou moins profond, par cela seul que, là où il sévit, nous en aurons balancé l'influence sur la chaleur animale. Supposez, chez un animal à sang froid, l'absorption du miasme, de l'atome, de je ne sais quel principe générateur de l'érysipèle : il faudra bien pourtant que cet agent, quelle qu'en soit la nature, s'échappe ou se détruise, sans avoir fait éclater l'inflammation dermique, puisque l'animal, par son organisation, en exclut la possibilité. Que faites-vous autre chose, chez l'homme, en dérobant au contact de l'air, une portion de la peau, sinon que d'enlever à cette membrane, avec les éléments de la faculté calorisatrice, l'aptitude à l'inflammation, qui en est inséparable, et de placer ainsi votre malade dans les conditions de l'animal non susceptible de contracter cette affection ? Je comprendrais l'objection, s'il s'agissait d'une médication répercursive, de l'application du froid, par exemple; je comprendrais qu'on craignît, sous la puissance condensatrice de cet agent, l'occlusion des tuyaux capillaires et le reflux sur un viscère important, des molécules contaminées du sang. Ces appréhensions, bien que l'expérience ne les ait pas toujours justifiées, puisqu'on a pu traiter avec succès des érysipèles par la médication réfrigérante, ces appréhensions, je les comprendrais néanmoins. Mais ici, quelle crainte vous préoccuperait? la circulation capillaire n'est nullement compromise, car la chaleur organique, qui en est le mobile, se trouve montée audessus de sa limite normale; et en supposant même que, malgré l'élément morbide qui actuellemeut a sa part dans la calorification, la suppression du contact de l'air paralysât tout-à-coup, et d'une manière complète, l'exercice de cette fonction dans la partie malade, le sang, en abordant cette partie, assez chaud pour être admis dans les petits vaisseaux , l'aurait déjà traversé avant d'avoir perdu la température nécessaire à sa progression. Pour porter une atteinte sérieuse à la circulation capillaire, il faudrait soustraire à l'action de l'air, une surface autrement considérable que celle dont l'inflammation d'ordinaire embrasse à la fois l'étendue.

J'ai accordé à l'érysipèle de longs détails, et la question n'est point épuisée. Mais je n'avais pas ici, pour but, une dissertation spéciale sur cette maladie, et si le traitement a seul fixé la discussion, c'est que ce traitement s'est offert à moi comme une déduction logique des dogmes dont je poursuis l'étude. Certes, ce n'est pas sans quelque bonheur que j'ai vu la philosophie médicale aplanir, du premier coup, une des plus grandes difficultés de la pratique, et affranchir ainsi de tout danger, une affection contre laquelle l'empirisme toujours prodigua les essais, et toujours fut réduit à formuler, en chiffres effrayants, sur les tables mortuaires, sa fatale impuissance. Ces tables mortuaires, un médecin distingué, le Dr Lemaire, les a interrogées, et consignant le résultat de ses recherches dans un travail couronné à juste titre, par la Faculté de médecine de Paris, (*Des effets du mercure et de ses préparations dans les diverses maladies, la syphilis exceptée,* 1843), il nous a fait savoir que, pendant une période de dix années, la part de mortalité afférente à l'érysipèle, dans quatre hôpitaux, Necker, Beaujon, Pitié, Hôtel-Dieu, s'est élevée à 386, chiffre énorme pour une seule maladie, et bien loin encore de la réalité ! Car le Dr Lemaire n'a pu, comme il me l'a déclaré lui-même, saisir tous les éléments de cette affligeante statistique, à laquelle échappent inévitablement tous les sujets frappés d'érysipèle, pendant leur séjour à l'hôpital, à l'occasion, soit d'une opération chirurgicale, soit de toute autre circonstance, et dont la mort, qui devrait alors être imputée à cette affection, figure, sur les tableaux de l'administration, au compte des diverses maladies que mentionnent les cartes d'entrée. Désormais, j'en ai la confiance, l'érysipèle laissera sa place libre, dans le nécrologe humain : les faits que j'ai rapportés, ceux qui s'accomplissent chaque jour, autorisent cette heureuse pensée.

A côté de l'érysipèle vient naturellement se placer le zona, pour réclamer le bénéfice de la médication isolante; le zona, qui intéresse également le tissu de la peau, et dont la nature inflammatoire ne saurait être méconnue, malgré les autres éléments morbides qui viennent s'y joindre et s'y confondre. Vainement, pour assigner à cette maladie une place parmi les névralgies, le pathologiste arguerait de la douleur qui, parfois, comme une sorte d'incubation, éclate et sévit plus ou moins longtemps avant l'apparition de l'éruption pustuleuse, et persiste encore au delà des phénomènes phlogistiques ; vainement, il s'autoriserait de la violence de cette douleur, pour en faire l'élément essentiel de la maladie ; les caractères de l'inflammation s'accusent assez fortement ici, pour fixer, à cet égard, l'opinion ; et ce qui achève enfin de dissiper jusqu'à l'ombre du doute, c'est qu'il est des zona dont toutes les périodes, ascension, décroissance et chute, s'accomplissent sans l'intervention de la douleur. Que les filets nerveux, impliqués dans la trame du derme, soient d'ordinaire touchés par l'inflammation, et qu'un excès de sensibilité soit longtemps ensuite l'expression de cette atteinte, cela est possible, et peut-être doit-on expliquer ainsi, et la douleur qui prélude, et la douleur qui survit à la manifestation matérielle de la maladie. Mais cette manifestation matérielle est bien elle-même une inflammation ; c'est une fluxion sanguine, dont le degré se mesure à l'exagération de la chaleur organique ; et, à ce titre, elle tombe sous la puissance des enduits imperméables. Depuis bientôt dix ans que j'attaque le zona par de tels agents, le succès a si fidèlement répondu à ma médication, que je ne crains plus aujourd'hui de me commettre, en annonçant, comme fruit immédiat du traitement, la cessation de la douleur et la marche rétrograde de l'inflammation.

29ᵐᵉ *Observation*.—Telle fut mon assurance auprès d'une dame qui me fit appeler à Ville-d'Avray, après six jours de cruelles souffrances et d'insomnie : l'éruption siégeait à la partie interne de la cuisse, dans une étendue de vingt centimètres, et, cette éruption, je l'attaquai sur-le-champ par la suppression du contact de l'air. Rien ne saurait rendre le prestige dont fut éblouie la malade, en passant tout-à-coup de l'agitation au calme, de la douleur au bien-être; et surtout en voyant cette sorte de prodige s'accomplir ainsi au moyen d'une simple couche de collodion.

30ᵐᵉ *Observation*. — Même succès chez une autre dame dont le zona occupait la partie inférieure de l'abdomen, dans un rayon de trente centimètres : pendant trois jours les applications émollientes avaient été aussi vainement que soigneusement pratiquées; et la malade réclamait avec anxiété un peu de soulagement. Elle obtint davantage. Une solution de gomme étendue sur le théâtre de l'éruption, et revêtue ensuite de fécule de pommes de terre, de manière à former une croûte imperméable à l'air, mit fin immédiatement à la sensation de déchirement qui la torturait; et, en une demi-heure, toute douleur avait cessé. Inutile de multiplier ici les observations : le traitement que j'enseigne est exempt de difficultés; et la fréquence du zona est telle que tout praticien pourra promptement en juger la valeur. Un fait pourtant doit être encore mentionné, non qu'il soit plus remarquable que les précédents, mais parce qu'il fut un témoignage public de la confiance avec laquelle on peut annoncer et promettre la guérison.

31me *Observation.*— Un jeune homme se trouvant, pour une fracture de la jambe, dans le service du professeur Nélaton, à l'hôpital Saint-Louis, fut atteint d'un zona sur le côté droit du thorax, dans une étendue de vingt centimètres environ. Je n'avais point encore vu le malade lorsque M. Nélaton m'en parla, hors de l'hôpital ; mais bien certain de ma thérapeutique : si vous m'autorisez, lui dis-je, à revêtir le mal, dans le courant de la journée, d'une couche de collodion ; demain, à l'heure de votre visite, vous ne trouverez plus qu'un zona éteint. Le lendemain, ma promesse était rigoureusement tenue.

L'inflammation encore a sa place marquée dans le développement du furoncle : c'est là un élément dont les caractères sont parfaitement accentués, et qui suffit à marquer, au praticien, le choix des agents thérapeutiques. J'ai vu maintes fois, sous l'action des enduits imperméables, s'arrêter et décroître le travail phlogistique du furoncle, et le mal se réduire alors à la simple élimination du bourbillon. Une telle solution, vous l'obtenez entière, au début du furoncle ; et si déjà le travail suppuratoire est en pleine activité, vous en limitez au moins l'étendue, en déterminant la chute de l'inflammation, autour du lieu où le liquide est réuni en foyer. J'ai vu de véritables anthrax conjurés ainsi tout-à-coup ; des anthrax dont les dimensions passaient dix centimètres, et qui, livrés aux ressources ordinaires de l'art, n'eussent assurément borné leurs ravages qu'au prix de profondes incisions et de cruelles souffrances.

32me *Observation*. — Je puis, à ce sujet, citer un homme de quarante ans, chez lequel fut ainsi dompté un énorme anthrax qui occupait la partie supérieure et postérieure de la cuisse : la tumeur inflammatoire, qui n'avait cessé de s'accroître depuis six jours, s'arrêta dès que fut commencé le traitement ; et le travail de résolution était, le lendemain, tellement évident, que je ne craignis pas d'autoriser un voyage qui était dans les désirs du malade. Selon mes prévisions, la douleur s'éteignit promptement, la tuméfaction diminua progressivement, et un travail d'élimination, accompagné d'une suppuration fort modérée, fut le terme de cette affection, dont la marche n'eut rien de comparable à ce qu'on aurait pu craindre, sous l'action du traitement en usage.

Du furoncle au phlegmon, il n'y a qu'un pas ; et une médication assez puissante pour enchaîner le mouvement inflammatoire qui marque la première de ces maladies, suffira certainement à dompter les phénomènes phlogistiques qui constituent la seconde. Je me contente même, à cet égard, de rappeler le sujet de ma 28me observation, chez lequel on a vu se résoudre sans difficulté un engorgement phlegmoneux du bras et de l'avant-bras, développé sous l'empire d'une phlébite spontanée.

Encouragé par le succès, et il faut le dire aussi, confiant dans la légitimité du principe, j'ai combattu, par l'enduit imperméable, l'engorgement inflammatoire des ganglions inguinaux; et j'ai pu ainsi, déjouant un travail imminent de suppuration, obtenir une guérison rapide. J'ai pourtant, je l'avoue, rencontré quelque résistance dans les bubons syphilitiques; mais dans ces conditions mêmes, si, manquant l'heure du début, j'ai vainement ambitionné parfois une résolution complète ; toujours, au moins, j'ai limité l'inflammation, réduit le foyer de suppuration qui se préparait, et enchaîné ainsi les désordres qu'un traitement général, commencé trop tard, n'aurait point eu le temps de conjurer. Il s'est passé alors, sur quelques-uns des malades soumis à mes soins, un fait digne de remarque : l'engorgement inflammatoire du tissu cellulaire s'effaçant, a laissé se dessiner en relief les ganglions toujours plus longs à se résoudre; et lorsque la suppuration s'est accomplie, le liquide, au lieu de se réunir en un foyer, s'est écoulé progressivement à travers un pertuis presque invisible de la peau jusqu'à la chute à peu près complète de la tuméfaction.

33me *Observation*. — Cette marche, que j'ai observée trois fois, fut remarquable chez un homme de trente cinq ans, atteint d'une blennorrhagie non douloureuse, promptement accompagnée d'un bubon inguinal, et en même temps de pustules cuivrées, sur plusieurs points de la surface du corps. Quinze sangsues, appliquées sur la région malade, étaient restées sans résultat ; et la tuméfaction ne cessait de faire des progrès. Ce fut alors que j'étendis une couche de collodion, sous l'action de laquelle se dessinèrent les phénomènes que j'ai signalés, c'est-à-dire, la diminution de la tumeur, la séparation des glandes inguinales, et enfin, quatre jours après l'emploi de cette nouvelle médication, l'écoulement d'un pus de consistance légère, par une des morsures de sangsues. La résolution s'accomplit ensuite dans l'espace d'une semaine ; et un traitement général, dont l'élément essentiel fut emprunté à l'iodure de potassium, poursuivant jusqu'au principe même de l'affection, en détruisit plus tard les autres effets.

34me *Observation*. — Chez un autre malade, à peu près du même âge, qui était en passage à Paris, le développement du bubon, ne se liant point à un écoulement urétral, pouvait être rattaché à des chancres qui, survenus quelques mois auparavant, sur le gland, n'avaient été l'objet que de soins insuffisants. Ici, débutant par l'application de l'enduit imperméable, je constatai encore la prompte résolution de l'engorgement inflammatoire du tissu cellulaire, puis la séparation des ganglions inguinaux primitivement confondus; enfin, l'écoulement d'un pus séreux par une issue à peine visible. Tous ces phénomènes eurent une durée de quinze jours.

Ce même traitement, je l'ai dirigé contre les tumeurs phlegmasiques, et du sein et du testicule.

35ᵐᵉ *Observation*. — Ceux qui, en 1850, ont suivi, à l'hôpital Saint-Louis, la pratique du docteur Nélaton, aujourd'hui professeur de clinique chirurgicale à la Faculté de Paris, ont pu voir une femme entrée avec un engorgement très douloureux du sein droit, engorgement considérable, dont une abondante suppuration était, aux yeux de tous, la seule solution possible, et qui pourtant se dissipa complétement en peu de temps, sous une simple couche de collodion. Cette femme se chargea même, par son impatience, de nous fournir, en faveur de notre thérapeutique, la sanction décisive d'une contre-épreuve : affranchie de la douleur, le jour même de l'application du topique, et remarquant le lendemain, une réduction sensible du sein malade, elle crut pouvoir, sans inconvénient, se soustraire à toute médication; et, de son propre mouvement, elle se dégagea du vernis dont elle avait tant à s'applaudir. Le prix de cette indocilité ne se fit pas attendre : en peu d'heures la douleur s'était

reproduite, la tuméfaction recommençait à s'accroître, la rougeur reprenait sa vivacité première ; et, le
jour suivant, à la visite du matin, nous trouvâmes le
sein revêtud'un cataplasme qu'avait demandé la malade, pour obtenir du soulagement. Le collodion fut de
nouveau mis en usage ; et la résolution, reprenant son
cours, était complète, deux jours après.

Il n'est aucun praticien qui n'ait fréquemment été
appelé à donner son avis sur des engorgements pério-
diques de l'une ou des deux glandes mammaires,
engorgements durs et douloureux qui se reproduisent
à chaque époque mensuelle, se développent et s'ac-
croissent, puis diminuent, pour disparaître complètement, ou laisser un noyau, témoignage trop certain
du retour des mêmes accidents, à une heure déterminée. C'est là un mouvement inflammatoire lié à la congestion ovarique de chaque mois ; et ce mouvement
inflammatoire, qui jette l'alarme dans l'esprit des femmes, je l'ai conjuré par une simple couche de collodion, soigneusement maintenue sur le sein menacé,
depuis les quelques jours qui précèdent jusqu'aux
jours qui suivent l'époque mensuelle.

Quant à l'orchite, je n'ai encore rencontré que deux
occasions de l'attaquer par les enduits imperméables ;
mais ces deux occasions se sont traduites par deux
succès.

36ᵐᵉ *Observation.*—Le premier fut obtenu chez un
homme de quarante ans, dont l'affection, après avoir

résisté à deux applications de sangsues, secondées
par le repos, la diète, les cataplasmes émollients
et les bains, fut enfin subjuguée, en vingt-quatre heures,
par une simple couche de collodion étendue sur le
scrotum, préalablement dégagé des poils qui s'en
échappaient, çà et là.

37me *Observation.* — L'autre succès fut accompli
chez un homme de soixante ans, dont l'orchite, toute
récente, procédait d'une blennorrhagie. Mais cette
fois, le topique imperméable fit seul les frais du traitement, et la résolution était complète le troisième
jour. Je ne dois pas laisser ignorer que, chez ces deux
malades, l'application du collodion, sur le scrotum, fut
suivie, pendant une minute environ, d'une douleur
très vive, phénomène dû, sans doute, à la finesse de la
peau de cette région et à la perméabilité de l'épiderme. C'est là un inconvénient sans doute, mais non un
motif suffisant de renoncer à cette heureuse thérapeutique.

Si je ne m'étais imposé la loi d'éviter de longs détails et de fastidieuses répétitions, je tracerais plus de
vingt observations d'oreillons, tous effacés par ma
méthode de traitement, dans un laps de temps qui
a varié d'un à trois jours. Je me borne à cette seule af-
firmation, que le succès a été constant.

L'inflammation dont se complique parfois l'eczé-
ma, ne m'a jamais montré de résistance : quelques

heures m'ont toujours suffi à l'apaiser; mais alors, tout en réprimant la douleur et les démangeaisons insupportables qui se rattachent au mouvement phlegmasique, et qui ne sont ici qu'un épisode plus ou moins pénible, je n'ai eu aucune action sur l'affection herpétique dont la nature et le caractère fondamental se lient à des éléments bien autrement profonds.

Après avoir ainsi éprouvé la puissance de la médication isolante contre les inflammations, soit de la peau, soit des tissus sous-jacents, alors que ces inflammations procèdent de causes plus ou moins subtiles ou insaisissables, ce n'était pas trop ambitionner assurément, que d'en attendre les mêmes succès, en l'opposant aux inflammations nées sous l'action des violences extérieures, en un mot, aux inflammations traumatiques. La chaleur animale est ici, comme ailleurs, le mobile de la maladie; et ici, comme ailleurs, l'action de l'air sur la peau est une des conditions essentielles de cette chaleur même.

38ᵐᵉ *Observation*. — Rien, à mes yeux, ne manquait à la légitimité de cette déduction; mais il fallait encore en consacrer la justesse par l'application pratique, et la première occasion m'en fut offerte par un jeune homme d'une trentaine d'années, qui portait, au doigt indicateur, une profonde déchirure. Prise et serrée, dans le chambranle d'une porte, la pulpe de ce doigt avait été divisée transversalement, et refoulée

vers l'extrémité libre qu'elle semblait coiffer, laissant
ainsi une plaie béante d'une centimètre de largeur.
Réduire cette portion de peau déplacée, envelopper
d'une forte couche de collodion, le doigt compromis,
dérober ainsi, au contact de l'air, le siége de la blessure, et à la fois maintenir en rapport les chairs lacérées; enfin dans cette région, sur laquelle allait éclater
l'inflammation, neutraliser la production du calorique
animal, par l'action de l'eau froide prolongée jusqu'à
l'extinction définitive de tout sentiment de chaleur et
de douleur, ce qui dura trois heures, tel fut mon traitement ; et, chose assez rare avec les plaies par ar-
rachement, la réunion immédiate en fut le prix. Six
jours après l'accident, alors qu'on détacha l'enduit,
c'était à peine si la cicatrice était apparente, et le doigt
fut ainsi rendu à toute l'intégrité de ses fonctions.

L'eau froide eut ici pour objet de dépenser le calorique animal, à mesure qu'il se dégageait en excès,
sous l'empire d'une cause violente, et d'empêcher
ainsi la dilatation du sang et l'accroissement de calibre des tuyaux circulatoires, seuls éléments de la tuméfaction. Que si, en employant le collodion, je n'avais
eu simultanément recours à cette réfrigération, l'ascension de la température organique, non assez tôt
balancée par l'action de l'enduit imperméable, aurait
eu, pour résultat infaillible, une injection sanguine,
dont le développement eût rencontré une résistance
toute mécanique, dans cet enduit même ; et le doigt,

ainsi étranglé, serait devenu le siége de cruelles douleurs. C'est principalement lorsque le collodion enveloppe de toutes parts des surfaces cylindriques, telles que les doigts, les bras, etc., etc., que l'application de l'eau froide seconde utilement, dans les premières heures au moins, l'action de cet enduit ; car sur des régions planes, le gonflement peut s'opérer malgré le topique ; et l'étranglement n'est jamais à craindre. Le collodion, d'ailleurs, a cela d'avantageux, qu'insoluble dans l'eau, il se concilie parfaitement avec cet agent de réfrigération.

Chez le jeune homme, dont je viens de mentionner la guérison rapide, l'inflammation, conjurée dans son développement, n'eut pas même le temps de naître. Le fait suivant, au contraire, va nous montrer l'inflammation traumatique bien établie, ancienne déjà, rebelle aux méthodes ordinaires de traitement, et pourtant subjuguée encore promptement par l'enduit imperméable.

39me *Observation.* —Un jeune homme de dix-huit ans qui suivait dans une institution, le cours de ses études littéraires, fut rendu à ses parents avec une plaie située à la jambe droite, sur le point correspondant à la partie interne et moyenne du tibia, et dont les dimensions étaient de six centimètres sur deux. Ce jeune homme était, pour moi, une ancienne connaissance : je lui avais donné des soins à plusieurs reprises, et surtout dans son enfance, alors que, tra-

vaillé par l'affection scrofuleuse, il traversait les dangers d'une longue hydropisie abdominale , et subissait, pendant plusieurs années, d'affreuses suppurations, dont il porte aujourd'hui les stygmates en diverses régions du corps. Il était bien portant en apparence, lorsque deux mois avant son retour chez ses
parents, il se heurta la jambe, en se livrant aux exercices gymnastiques. La plaie, qui résulta de cette
violence extérieure, fut pansée , dans l'institution ,
avec du cérat d'abord, puis avec des cataplasmes
émollients, à cause de la tuméfaction inflammatoire
qui n'avait pas tardé à surgir. Sous l'empire de ce
dernier phénomène, la plaie s'étendit en profondeur
comme en surface ; et lorsque le malade fut soumis à
mon examen, c'était un véritable ulcère à suppuration roussâtre et de mauvaise odeur. Mon premier
soin fut de combattre l'inflammation , au moyen
d'une couche de collodion que j'étendis autour de
la blessure, dans un espace de huit à dix centimètres
de chaque côté ; j'empiétai même sur les angles de la
division ; puis, gagnant chaque jour davantage vers
le centre, j'obtins une cicatrice entière et solide ,
dans l'espace de cinq jours. Je dois ajouter que cette
prompte occlusion de la plaie fut suivie d'une succession de boutons qui, suppurant chacun, deux ou trois
jours, parcoururent toute l'étendue de la jambe, et ne
cédèrent qu'après un mois de traitement dépuratif.

40me *Observation.*—Mais voici un fait bien autrement saillant : Une femme d'une trentaine d'années portait, depuis quelques jours, au pouce de la main droite, un panaris fort grave, dont l'extension, non plus que les complications, n'avaient pu être arrêtées par une profonde incision. Déjà noircie par la gangrène, la pulpe du doigt exhalait une odeur infecte, et à ce symptôme alarmant se joignait un gonflement inflammatoire très douloureux de la main, du poignet, de l'avant-bras, et même du bras, gonflement que partageaient les glandes axillaires devenues fort sensible, et dont la marche était assez rapide pour nous faire craindre encore l'envahissement du tronc. Une chaleur vive et un pouls fréquent, petit et serré, traduisaient la fièvre, et, persécutée enfin par les angoisses de l'insomnie, la malade, profondément abattue, n'ouvrait la bouche que pour laisser échapper quelques paroles d'amertume et de désespoir. Telles étaient les conditions dans lesquelles je fus consulté. J'avais eu plusieurs fois déjà occasion de conjurer le développement du panaris au moyen de l'enduit imperméable; mais pour obtenir un tel succès, il fallait au moins arriver avant toute désorganisation. Ici, le sacrifice de la dernière phalange était consommé irrévocablement; mais il fallait songer à sauvegarder l'existence menacée par la marche envahissante de l'inflammation; il fallait aussi borner les progrès de la gangrène, en éteignant, ou du moins en modifiant le travail phlogistique là où il sévissait, et, pour ce double but, je comptais sur une couche de collodion dont j'enveloppais soigneusement tout le membre. A la faveur de cette médication, la malade put, dès la première nuit déjà, goûter un peu de repos, et le lendemain elle constatait avec bonheur la disparition des phénomènes inflammatoires du bras et de l'avant-bras, un amendement sensible dans l'état de la main, enfin une diminution notable dans le degré de la fièvre. Deux jours après, le pouce restait seul tuméfié, mais non douloureux, et cette amélioration était complétée par le retour de l'appétit, du sommeil et du bien-être. Restait le travail d'élimination de la première phalange du pouce, travail pendant lequel les pansements furent, chaque jour, pratiqués avec le vin et la poudre de quinquina, et pendant lequel aussi les forces furent soutenues et réparées par un régime tonique. Trois fois encore, durant cette longue période, l'inflammation reparut à la main et au poignet, mais trois fois aussi quelques heures suffirent à la conjurer, et, enfin, à la chute de la partie mortifiée, la suppuration fut complétement tarie, et ce qui restait du pouce rendu à l'état normal.

Que si je ne tenais à resserrer les limites de cet ouvrage, je ferais une excursion dans le domaine général de la pratique; et là, je relèverais les faits les plus variés pour appuyer mes principes et fortifier mes conclusions. Car trois années déjà se sont écoulées, depuis que j'ai fait connaître ma médication, et si beaucoup de médecins se sont tenus obstinément retranchés dans leur aveugle incrédulité, beaucoup d'autres plus confiants, peut-être aussi pénétrés de la justesse du dogme, n'ont pas craint d'en éprouver l'application, et d'éclatants succès ont été le fruit de leur sage appréciation. J'emprunterai seulement deux faits à cet ordre de témoignages, obéissant ainsi à la réserve que je me suis imposée, comme à la nécessité de faire entendre, dans une question de cette gravité, d'autres voix que la mienne.

41ᵉ Observation. — L'un de ces faits appartient à la pratique de mon ami, le docteur Armand Pouget, et concerne un jeune homme blessé profondément au pied, d'un coup de hache. Déjà, lorsqu'arriva le docteur Pouget, le gonflement avait acquis un grand développement, malgré une abondante perte de sang, et la douleur sévissait avec violence. Rapprocher, en comprimant les bords du pied, les lèvres de cette plaie béante ; réprimer ainsi l'hémorrhagie ; puis, enduire, d'une forte couche de collodion, le membre compromis, de manière à former comme une bottine solide ; enfin dépenser, par des applications froides, l'excès de chaleur qui pouvait se produire avant que la fonction calorisatrice fût atteinte dans ses conditions même, par le topique imperméable ; telle fut la thérapeutique de notre confrère, thérapeutique heureuse que couronna une guérison solide, après quatre jours de soins.

*42*me *Observation*. L'autre fait, déjà connu comme ayant fait l'objet d'une communication du docteur Fourcault à l'Académie des sciences, est relatif à un mâçon dont le pied venait d'être écrasé par une pierre. «Le lendemain, dit le docteur Fourcault, l'articulation tibio-tarsienne avait acquis un volume considérable, l'engorgement inflammatoire s'était rapidement étendu au pied et à la jambe; des phlyctènes, des ecchymoses sur ces régions et autour des malléoles, annonçaient la déchirure des vaisseaux, l'épanchement du sang dans le tissu cellulaire et le membre, rouge et douloureux, accusait le progrès de l'inflammation. Dans cet état, craignant la gangrène, ajoute le docteur Fourcault, je ne cherchai point à explorer les parties, et je me contentai de pratiquer une saignée copieuse et de diriger un courant d'eau froide sur le membre, après l'avoir placé dans une position déclive, le pied plus élevé que la cuisse. Le troisième jour de ce traitement, la tension douloureuse de l'articulation et du pied avait un peu diminué; néanmoins, la tuméfaction excessive des parties inspirait toujours de vives inquiétudes, et je recouvris alors tout le membre malade, jusqu'au genou, d'une couche de collodion. L'effet de cette médication ne se fit pas attendre : le gonflement, la chaleur, la douleur diminuèrent rapidement, les liquides épanchés furent promptement résorbés, les phlyctènes et les ecchymoses disparurent, les saillies osseuses se dessinèrent, et la peau revêtue de collodion, se rida profondément, par suite de la prompte réduction de l'engorgement du tissu cellulaire. Le vingtième jour de l'accident, le gonflement avait entièrement disparu, et une luxation du pied, impossible à constater d'abord, fut alors réduite. »

Ce fait est remarquable, comme beaucoup d'autres, par la résistance de l'inflammation aux agents les plus accrédités de la pratique chirurgicale, et à la fois par une prompte soumission à la puissance de l'enduit imperméable. Contraste frappant! qui, en nous fournissant tous les éléments d'appréciation, assigne, à chaque médication sa place sur l'échelle thérapeutique, et en fixe ainsi rigoureusement la valeur. C'est donc avec raison que M. Fourcault a publié une telle observation, et s'il n'avait eu pour but que de faire tomber, par son témoignage, l'incrédulité ou la défiance qui peut-être s'attache encore aux éclatants succès que j'ai déjà signalés, je n'aurais qu'à le louer et à le remercier de m'avoir fourni l'appui de son talent, pour le triomphe d'une idée heureuse, dans son principe, féconde dans ses applications. Mais son ambition a été plus loin : flatté, enivré, peut-être, de voir le parti que j'ai su tirer d'un fait expérimental qu'il a trouvé lui-même, mais qui, pendant dix années, est resté complétement stérile dans ses mains, il a voulu s'attribuer un honneur qui ne pouvait lui appartenir ; et, non satisfait encore d'une communication à l'Institut, il a cru devoir, à l'aide de mes travaux, remplir de son nom jusqu'à la presse extra-scientifique. Mais de quoi s'étonner? On a bien vu, dans ces derniers temps, alors que, depuis trois ans, ma méthode de traitement est publiquement appliquée dans plusieurs hôpitaux, alors que, par de nombreuses publications, j'en ai fait connaître, et l'emploi et les succès; on a vu, dis-je, un jeune médecin se l'approprier, sans même la comprendre, et se poser ainsi, aux yeux des nombreux lecteurs d'un journal estimé, comme l'inventeur d'une thérapeutique, dont le sens et le principe lui échappaient. Odieuse déprédation ! dont fut trop souvent souillé le culte de la science, et que l'équité ne saurait trop flétrir.

Une pratique reconnue, avouée, mais non assez générale encore contre l'entorse, pour prévenir et combattre le développement d'accidents inflammatoires, toujours douloureux, et le plus souvent redoutables par leur durée comme par leurs conséquences, c'est l'application de l'eau froide *continués avec persévérance.* Tel est le traitement que recommande avec insistance M. Baudens, qui, par sa position d'inspecteur du service de santé militaire, a pu constater la fréquence des amputations, à la suite d'entorses non ainsi combattues. Que fait-on autre chose, par un tel traitement, que de dépenser le calorique en excès, d'éviter la dilatation du sang et l'accroissement de calibre des tuyaux

circulatoires, et de balancer ainsi l'élément de l'inflammation, jusqu'à l'heure où, sous l'empire du repos, la fonction calorisatrice sera définitivement rentrée dans ses limites normales? Un courant d'eau
froide dirigé sur l'articulation compromise, fournit les
résultats les plus heureux; et plus l'inflammation menace de s'élever, après une distension forcée, plus
basse aussi peut être supportée la température de
l'eau. Il m'est fréquemment arrivé de maintenir le
liquide au degré de glace fondante, pendant deux et
trois jours; mais à mesure que la calorification diminue d'activité, le malade se plaint du froid, et il
importe alors d'élever progressivement la température de l'eau, puis d'en suspendre et rétablir alternativement le courant, pour le supprimer enfin, alors
que la chaleur du pied ne dépasse plus le degré naturel. Telle a été longtemps ma seule thérapeutique;
et des guérisons remarquables en ont été le fruit.
Telle est aussi la pratique de beaucoup de chirurgiens,
et principalement du docteur Baudens qui, plus que
les autres, en a proclamé la puissance. Un bandage
contentif médiocrement serré, pour limiter ou empêcher les mouvements de l'articulation, achève ensuite
la guérison.

Reconnaissant les avantages de la réfrigération,
mais attachant plus d'importance encore à l'immobilité, le docteur Seutin a étendu, à l'entorse, l'applica-

tion du bandage amidonné, dont il a fait un si salutaire usage contre les fractures, et il n'hésite pas à
doter cette méthode, d'une supériorité marquée sur la
première. Un autre médecin, le docteur Chardon, a
pris occasion du mémoire publié par M. Baudens, sur
ce sujet, pour faire connaître son traitement, qui consiste en une étoupade de blancs d'œufs battus avec
de l'alun et un peu d'extrait de saturne, étoupade
qui, moulée sur le membre malade, est arrosée d'eau
très froide pendant quelques heures, avant d'en permettre la solidification. Ce traitement paraît, au premier abord, tenir des deux procédés que je viens de
mentionner ; toutefois, la réfrigération n'est pas continuée assez longtemps ici pour obtenir une grande
part à l'honneur du succès, et il est évident que c'est
à la nature du bandage que cette thérapeutique,
comme celle de M. Seutin, emprunte sa principale
valeur. Cette valeur, ni M. Chardon, ni M. Seutin n'en
ont saisi les éléments : sans égard à l'insuffisance du
bandage non solidifié qui, pourtant, bien serré, maintient parfaitement l'immobilité du membre, ils n'ont
su découvrir, dans leurs procédés, d'autre avantage
que cette immobilité même. Il est vrai que l'état de la
science ne leur permettait pas de fournir, du fait,
une autre interprétation. Personne, aujourd'hui, ne
doit plus être surpris de la supériorité de l'appareil
solidifié sur le bandage simple, quelque serré que soit

ce dernier, et quelque irréprochable qu'en soit l'application : c'est à l'imperméabilité que cet appareil emprunte ses avantages les plus précieux; c'est en attaquant la calorisation, dans les conditions même de son exercice, qu'il enchaîne et prévient le développement de la phlogose, et cette action, aussi puissante que salutaire, les faits que j'ai à produire vont la mettre en évidence.

XLIIIe *Observation.* — Un homme de quarante et quelques années, glisse d'un trottoir sur la chaussée, pèse, de son poids, sur le bord externe du pied, sent une douleur vive et tombe. Puis, se relevant, il marche péniblement un quart-d'heure, pour rentrer chez lui, et prendre enfin du repos. Quatre heures se passent ainsi, après lesquelles la souffrance, beaucoup accrue, rend impossible le mouvement. C'est alors que je vois le malade et que je constate un gonflement notable à la région tarsienne, et une ecchymose légère à la malléole externe. Une forte couche de collodion étendue sur tout le pied, comme une chaussette, est mon seul traitement, et le lendemain matin, c'est-à-dire, quinze heures après l'emploi de ce topique, la tuméfaction se trouve sensiblement réduite, et la douleur est tellement diminuée, que la marche, sans être encore facile, peut au moins s'accomplir. Le jour suivant, la petite quantité de sang épanchée au-dessous de la peau, est le seul vestige de l'accident, et le con-

valescent remet au lendemain, un voyage d'une soixan-
taine de myriamètres, qu'il pourrait, sans danger,
entreprendre immédiatement.

XLIVe *Observation*. — Un égal succès fut le fruit
de la même médication, chez une jeune fille de onze
ans qui, dans une chute, s'était violemment distendu
les tissus ligamenteux de l'articulation tibio-tarsienne.
Un jour suffit à dissiper le gonflement, et il fut impossible à ses parents de la retenir plus longtemps au
lit. Elle était guérie.

XLIXe *Observation*. — Un autre fait fut surtout remarquable, et par une égale promptitude dans la guérison, et par l'impuissance avouée des méthodes ordinaires de traitement, à obtenir un pareil résultat.
C'était une dame d'une cinquantaine d'années, amie
d'une personne qui, elle-même, à l'occasion d'une
entorse, avait peu de temps auparavant, éprouvé le
bienfait de mon traitement. Résistant d'abord aux
conseils de cette dernière, la malade, dont l'accident
était tout récent, réclama la présence de son médecin
et lui demanda si quarante-huit heures de ses soins
suffiraient à la rétablir. Il faut, répondit celui-ci, con-
vertir les heures en jours, et si vous croyez que le
praticien, dont on vous a parlé, puisse faire mieux,
confiez-vous à lui. La malade était étendue, le pied
incapable d'exécuter le moindre mouvement ; une
large ecchymose tapissait toute la région articulaire

et avait gagné une partie de la jambe ; enfin un gonflement considérable et fort sensible à la pression, trahissait, dans le siége de la lésion, des phénomènes inflammatoires déjà très avancés. Ma seule médication fut une couche de collodion, et sous l'empire de ce simple enduit, la tuméfaction céda si promptement, que le lendemain matin, après quinze ou seize heures, il n'en restait aucun vestige. Imprimant alors au pied divers mouvements, sans déterminer de douleur, je pus faire marcher la malade un instant pour l'édifier sur le changement qui s'était accompli dans sa situation. Deux jours de repos encore furent observés, après lesquels la convalescente venait elle-même chez moi me remercier.

Chez ces trois malades, l'enduit imperméable fit seul tous les frais de la guérison ; néanmoins, je ne prétends pas que, malgré l'action puissante de cette médication, il faille renoncer à la réfrigération du membre violenté : cette dernière pratique, dont j'ai déjà signalé la valeur, aura toujours l'avantage de dépenser immédiatement le calorique dont la production exagérée fait tout le danger, de détourner ainsi, de son rôle pathologique, la chaleur animale, avant que cet acte vital ait pu être enchaîné dans ses propres éléments. Mais je la réserve aux entorses les plus graves, et appliquant alors simultanément une couche de collodion, j'attaque ainsi l'inflammation, et dans ses phénomènes matériels, et dans son principe vital.

Telle est ma double médication dans les circonstances les plus sérieuses, et je puis affirmer qu'elle m'a fourni des résultats bien supérieurs à ceux dont a pu, jusqu'à ce jour, se prévaloir toute autre direction thérapeutique.

XLVIe *Observation.* — M. C..., dans la chaleur d'une rixe, tombe avec son adversaire, et le résultat de cette chute est une entorse du pied gauche, entorse qui se présente avec des caractères alarmants. Deux heures se sont écoulées au moment de ma visite, et déjà une tuméfaction considérable s'est emparée du membre; un épanchement sanguin colore les deux malléoles, ainsi que la face dorsale du pied, et s'étend presque jusqu'à la partie supérieure de la jambe, porté sans doute vers cette dernière région par l'action de la pesanteur, dans la position horizontale qu'on a donnée au membre ; enfin la douleur est très vive, et le moindre mouvement intolérable. Quelques lotions d'eau fraîche, animée d'un peu d'alcool camphré, tel est le seul moyen auquel on ait eu recours, en attendant ma présence. Je m'empresse d'enduire de collodion tout le pied et une partie de la jambe ; puis, faisant immédiatement établir au-dessus du lit un réservoir, je dirige, sur toutes les parties ainsi revêtues, un courant d'eau à la température constante de zéro. Pendant quarante-huit heures, ce degré de froid est supporté admirablement, et, si même on interrompt un instant le cours du liquide, la chaleur ne tarde pas à revenir, et avec la chaleur, la douleur. Mais le troisième jour, le malade commence à se plaindre de la température de l'eau, et je l'affranchis de la lotion, pourvu que le pied soit laissé à l'air. Quatre fois, ce jour-là, il faut revenir à l'eau froide, mais seulement une heure, une demi-heure, ou même un quart-d'heure; il en est à peu près de même les deux jours qui suivent, et après quelques alternatives d'interruption et de reprise de la réfrigération, M. C... est parfaitement guéri le dixième jour, et peut, sans inconvénient, se livrer avec modération, à la marche. Il n'est pas nécessaire de dire que, pendant toute la durée de ce traitement, la couche de collodion a été soigneusement réparée, chaque fois que la nécessité s'en est offerte, et, lors de la convalescence même, je l'ai fait maintenir quelques jours encore.

La suppression du contact de l'air, en écartant une condition essentielle de la chaleur animale, fut assurément ici d'une grande puissance; et, à mes yeux, ce n'est qu'en atteignant le même but, en remplissant la même indication, par leur imperméabilité, que l'appareil amidonné du docteur Seutin, l'étoupade du docteur Chardon, fournissent les éclatants avantages que ces auteurs ont signalés à l'attention des praticiens. Cette vérité, je vais la mettre au-dessus de toute contestation, par le fait suivant, qui n'est pas le moins instructif de ceux que j'ai réunis.

XLVIIe *Observation*. — Une dame, en quittant son fils qui s'embarquait au Hâvre, s'élance du bâtiment sur la rive, tombe à faux, et frappée d'une douleur vive à l'articulation tibio-tarsienne droite, se trouve dans l'impossibilité de se relever. Transportée à l'hôtel le plus voisin, elle reçoit bientôt la visite d'un médecin à qui elle fait part des exigences de sa position, disant que, pressée de retourner à Paris, elle désirerait seulement qu'on lui posât momentanément un appareil qui lui permît d'accomplir son voyage sans trop de souffrance, et de se rendre chez elle. C'est pour obéir à ce vœu, que le praticien appelé lui applique un bandage contentif dextriné, à la faveur duquel les mouvements de l'articulation blessée devront être suspendus. Arrivée à Paris, elle me fait demander, et bien qu'elle ne souffre pas, bien que l'appareil me paraisse parfaitement appliqué, pourtant elle exige que je l'en affranchisse, pour me permettre de mieux juger s'il n'existe ni fracture, ni luxation, et aussi pour remettre son sort, sans aucune réserve, en des mains qui ont toute sa confiance.

L'inspiration n'est pas heureuse. Il y a quelques années de cela, et je n'avais alors aucune idée de la valeur réelle de ce genre d'appareils, dans lesquels je ne voyais que des agents puissants de contention. Quoi qu'il en soit, ce bandage dextriné qui avait déjà produit un si bon résultat, je le remplace par un bandage simple que je fais constamment arroser d'un mélange d'eau froide et d'alcool camphré ; enfin, je recommande la position horizontale et le repos le plus absolu. Ces soins sont fidèlement observés, et pourtant la douleur reparaît dès la première journée, augmente la seconde, et devient assez vive pour troubler, pendant la nuit, le sommeil de la malade. Je suppose alors que l'appareil contentif n'a pas été assez régulièrement appliqué ou serré suffisamment, et je cherche à mieux faire, en le rétablissant après l'avoir retiré. Vaine prétention, vain effort! la douleur persiste et ne s'allège que progressivement, bien plutôt sous l'empire de la réfrigération continue, que par le fait même de la compression. Enfin, ce n'est qu'après deux mois de traitement que la marche devient possible, et ce fut pour moi, je l'avoue, une véritable énigme, que ce contraste frappant d'une entorse dont les phénomènes inflammatoires, si bien enrayés par le bandage dextriné, avaient tout-à-coup repris leur développement, sous la simple compression d'un bandage non imperméable. Vingt fois j'avais eu la pensée de rétablir le bandage dextriné; mais la malade, constamment soulagée par la réfrigération, redoutait de se priver d'une telle ressource, et j'y renonçai. Ce fut un remarquable exemple de ce que peut la théorie, si maugréée de notre temps, sur la détermination du praticien. S'il m'arrivait aujourd'hui d'enlever, dans de pareilles conditions, un bandage dextriné, ce serait pour le remplacer par une forte couche de collodion, afin de conserver tout le bénéfice d'un appareil imperméable, et à la fois de me réserver la possibilité de faire concourir à la guérison, la médication réfrigérante, comme je l'ai fait sur le sujet de ma 46e observation. Là se sont trouvées parfaitement remplies les trois indications que présentent les entorses, savoir : la nécessité de mettre au repos les parties malades; l'obligation de dépenser le calorique en excès, à mesure qu'il se produit comme phénomène initial de l'inflammation; enfin le soin d'attaquer directement et dans une de ses conditions essentielles, l'acte calorisateur, élément de l'inflammation même. Le bandage dextriné ou amidonné, ne remplit que deux de ces indications, et il a de plus l'inconvénient, s'il n'arrête pas sur-le-champ l'inflammation, de déterminer une pression douloureuse, une sorte d'étranglement qui deviendrait dangereux, si l'on s'obstinait à n'en point dégager le membre; double raison qui donnera toujours à un simple enduit imperméable, une grande supériorité.

Ainsi, de toute évidence, la médication isolante est applicable à l'inflammation traumatique aussi bien qu'à l'inflammation d'une étiologie plus obscure : le principe le disait, l'expérimentation le confirme sans réserve. Aux témoignages que je viens d'en produire, je n'ajouterai point ici tous les faits, nombreux et variés, dont ma pratique, à cet égard, s'est enrichie dans ces derniers temps; mais il en est auxquels s'attache cette particularité remarquable, d'une guérison promptement obtenue, malgré la permanence de la cause d'où procédait le mal; et ces faits, l'intérêt du sujet exige que je les mentionne.

XLVIIIe *Observation*. Deux jours déjà s'étaient passés depuis que, chez la jeune dame, objet de cette observation, une dent à pivot avait remplacé une première petite molaire supérieure. Douleur, tuméfaction, agitation, insomnie, fièvre, tels avaient été, pendant ce laps de temps, les phénomènes consécutifs à l'opération; et jusque-là, se retranchant dans sa résignation, cette dame paraissait décidée à tout, pour conserver, dans son intégrité apparente, une denture dont elle pouvait, à juste titre, se prévaloir. Mais elle n'avait point encore suffisamment compté avec la douleur; et, décontenancée par la complète impuissance d'un traitement auquel avaient concouru les cataplasmes, les fomentations, les fumigations, les gargarismes, les pédiluves chauds, les boissons narcotiques et antispasmodiques, elle sentait, enfin, sa volonté fléchir; et, cette dent achetée déjà par tant de souffrances, elle était bien près d'en faire le sacrifice à son repos et à sa santé. Cependant une vague espérance errant dans sa pensée, retrempe son courage; et, avant de fixer définitivement sa résolution, elle me fait appeler. Deux circonstances ici pouvaient m'inspirer quelque défiance à l'endroit de l'enduit imperméable : d'un côté, tout en constituant une médication rationnelle et puissante, cet enduit ne pouvait détruire la cause toujours présente de l'inflammation. C'était-là véritablement l'épine autour de laquelle s'accomplissait la fluxion sanguine ; non plus cette épine métaphysique de Van Helmont, mais bien une épine toute de matière, et dont l'action n'était que trop réelle. Et d'un autre côté, en revêtant de collodion, la surface de la joue, je n'empêchais pas l'air de frapper les gencives et toute la membrane buccale ; c'est-à-dire que je restais impuissant sur la production du calorique animal, dans l'alvéole même où l'inflammation prenait son point de départ. Le mal, toutefois, n'avait point respecté ces premières limites ; et, à mes yeux, il était évident que la douleur excessive dont la malade était persécutée, avait aussi pour mobile l'inflammation de la joue, inflammation qui, occupant toute l'épaisseur de cette région, devait produire de cruels tiraillements dans les filets nerveux que la cinquième paire y distribue avec tant de profusion. Si donc nous ne pouvions atteindre jusqu'à la cause, nous pouvions au moins réduire considérablement l'effet, en supprimant le contact de l'air, là où l'inflammation avait pris son plus grand développement ; et ce fut dans cette pensée que je prescrivis une couche de collodion sur toute la surface de la joue, comme s'il se fût agi d'un érysipèle. Rien ne rendra les expressions de joie et de reconnaissance par lesquelles m'accueillit ma jeune malade, le lendemain de l'emploi de cette médication :

soulagée progressivement, elle avait pu, en une demi-heure se livrer au sommeil, et s'était réveillée sans douleur. Heureuse de son bien-être, après tant de souffrances, elle s'applaudissait de la conservation de sa dent, m'en reportait tout l'honneur; et de ses lèvres si plaintives la veille, s'exhalaient toutes les délicatesses de langage qu'inventa la gratitude des hommes. Un peu de tuméfaction était alors le seul vestige de l'affection; et ce vestige encore était dissipé le jour suivant.

XLIXe *Observation*. — Même cause, même résultat morbide, même succès chez un homme de quarante-cinq ans. Ici, c'est dans la racine d'une canine qu'a été fixé le pivot de la dent artificielle, et, partant de ce point, l'inflammation a promptement gagné la membrane du sinus maxillaire, puis toute l'épaisseur de la lèvre, et la partie du visage qui avoisine l'orbite. Le supplice alors devient intolérable; et c'est après une nuit d'insomnie et d'anxiété fébrile, que le malade me fait demander, tout disposé à renoncer au bénéfice de l'opération, si je ne lui procure un peu de soulagement. Le fait précédent, qui s'était accompli déjà, m'autorisait à rassurer le malade, et fondé sur le succès obtenu, je prescrivis l'enduit imperméable. Sous l'empire de cette médication, la douleur diminue immédiatement, comme chez la dame dont je viens d'esquisser l'histoire, puis s'éteint définitivement en peu d'heures, et la dent est conservée. Le lendemain, un léger gonflement, sans tension de la peau, est le seul indice de ce pénible épisode.

De tous les topiques recommandés contre la brûlure, le collodion est, sans comparaison, le plus salutaire, parce qu'il est le plus imperméable, et qu'à cet avantage, il joint encore celui de pouvoir atteindre toutes les parties de la peau, et d'en suivre exactement tous les contours et toutes les anfractuosités. Ces éléments de supériorité ne sont pas les seuls : insoluble dans l'eau, le collodion, une fois étendu, permet encore les applications réfrigérantes, et ce complément de médication est parfois très précieux, comme on l'a vu déjà. C'est surtout à la brûlure que peuvent s'appliquer les préceptes que j'ai développés, à l'occasion des blessures qui atteignent les surfaces cylindriques, telles que les doigts : si on se borne à l'usage du collodion, alors que le gonflement est en progrès, les doigts brûlés se trouvent comprimés, étranglés par l'enduit, et la douleur devient un supplice intolérable. L'emploi simultané de l'eau froide est alors indispensable pour dépenser le calorique dont la production exagérée ne peut être arrêtée tout à coup d'une manière absolue, en déjouer ainsi l'action dilatante, et enfin, éviter les phénomènes d'étranglement que je viens de signaler.

L^e *Observation.* — Cette règle pratique, j'en ai fait récemment encore l'heureuse épreuve, chez une dame de quarante-cinq ans, dont les mains avaient été cruellement compromises, dans les efforts qu'elle avait tentés pour éteindre la flamme qui dévorait ses vêtements. La douleur, très vive d'abord, s'était un peu atténuée au moyen d'une bouillie froide de pommes de terre, que pétrissait la malade, une heure encore après l'accident, lorsque j'arrivai près d'elle. Mon premier soin fut de dégager les mains de ce topique, par des lavages répétés à l'eau froide, afin de mesurer les ravages du feu ; et je pus constater alors l'existence de phlyctènes nombreuses et d'étendue variée, un gonflement général déjà fort prononcé, une rougeur très vive partout où l'épiderme n'était point encore soulevé, enfin, une carbonisation superficielle de la surface palmaire de la main gauche, où la douleur se faisait sentir avec une extrême acuité. Les deux mains furent exactement enduites de collodion ; et, à peine ce pansement fut-il achevé, qu'il fut suivi d'une souffrance atroce, d'un supplice qui, de minute en minute, devenait plus affreux, et qui, dépassant tout ce qu'avait enduré la malade depuis le moment de la brûlure, la livrait à une agitation difficile à rendre. La résistance opposée, par le collodion, aux progrès de la tuméfaction, était évidemment la cause de cet intolérable tourment, et le doute même, à cet égard, ne pouvait être permis, car la cuisse aussi avait été brûlée ; des phlyctènes s'y montraient çà et là, dans une étendue de trente centimètres, à la surface interne ; le même topique recouvrait cette région, et pourtant, loin d'un accroissement de douleur, un soulagement immédiat en avait marqué l'emploi.

Ce travail de dilatation, auquel se liait tant de souffrance, le froid seul pouvait l'enchaîner, et, pour obéir à cette indication, je fis plonger les mains de la malade dans une cuvette profonde, dont l'eau fut maintenue à douze degrés centésimaux. Ainsi fut aussitôt rappelé le calme, et pendant toute la durée de cette réfrigération, qui ne fut pas moindre de douze heures de suite, la malade n'éprouva qu'un sentiment d'agréable fraîcheur. Mais après ce laps de temps, une véritable sensation de froid se développa, pénible, progressivement intolérable; et c'était là un témoignage infaillible que le calorique dégagé des mains était plus que balancé par la soustraction qui s'en accomplissait à l'extérieur. La médication commençai à dépasser le but; il fallut la supprimer. D'ailleurs, la détuméfaction complète des mains se joignait encore à la sensation de froid, pour exprimer que la température organique n'allait pas, dans ces parties si violemment éprouvées, au delà des limites normales, et qu'une plus longue réfrigération ne serait plus sans inconvénient. Dès ce moment, l'enduit imperméable restait seul chargé de la guérison; en trois jours, cette guérison était acquise.

Quand on a observé attentivement la marche des brûlures, on comprend aisément la nécessité de se défier de la chute rapide des accidents, et de surveiller avec soin les parties qui en ont été le siége ; car après une cessation trop prompte du traitement, on voit parfois se renouveler le travail phlogistique, dont l'insidieuse atteinte peut encore porter la désorganisation dans les tissus. J'en tracerai un frappant exemple.

LIe *Observation.* — Une dame reçoit, sur la région dorsale du pied, une tasse de lait bouillant, et il en résulte aussitôt une douleur fort aiguë, à laquelle se joint une vive rougeur. Deux heures s'écoulent, pendant lesquelles se prononce le gonflement, et se développent des phlyctènes ; enfin les souffrances sont devenues intolérables lorsque j'arrive auprès de la malade. Le collodion alors était encore à découvrir, et pour obtenir la suppression du contact de l'air, indication formelle ici, je dus me servir d'un procédé fort défectueux sans doute, mais qui pourtant m'avait, en maintes occasions déjà, rendu d'éminents services. Ce procédé, que j'ai fait connaître, au commencement de ce travail, consiste à étendre sur la peau, une dissolution concentrée de gomme, pour la recouvrir ensuite de fécule sèche de pomme de terre. Tel fut le pansement que je pratiquai sur le pied de la malade, en recommandant avec insistance, de combler toutes les gerçures que pourrait produire la dessication. Sous l'empire de ce traitement, la douleur fut calmée en moins d'une heure ; et le lendemain, se croyant guérie, et se félicitant d'un si prompt rétablissement, la malade se débarrassa de cette croûte artificielle. Une telle satisfaction ne fut pas de longue durée : dans la journée déjà la douleur et la rougeur se reproduisirent ; et le jour suivant, on put voir la peau dépouillée de son épiderme, et de larges ulcérations se dessiner sur un fond tuméfié. Si, à cette époque, dont la date remonte à huit années, je m'étais trouvé en possession d'un enduit aussi imperméable que le collodion, insoluble, comme ce corps, dans tout autre liquide que l'éther, et, au même degré, inoffensif, jaurais pu encore réparer l'imprudence de cette malade, en recouvrant de nouveau toute la partie intéressée, après en avoir bien séché la surface ; et la cicatrisation se fût accomplie en quatre ou cinq jours, sans suppuration, comme je l'ai vu invariablement depuis, dans des conditions semblables. Mais ici, le pus, dont la formation ne pouvait plus être arrêtée par le procédé thérapeutique alors à ma disposition, le pus aurait détaché, en la délayant, la croûte de fécule, et je dus, pour obtenir la guérison, me contenter de pansements pratiqués journellement au moyen d'un linge criblé, enduit de cérat et revêtu d'un gâteau de charpie. Ce traitement dura un mois.

L'empirisme a essayé contre la brûlure, un grand nombre d'agents ; et je ferai remarquer ici que tous ces agents, c'est toujours à la faculté dont ils sont doués, de supprimer plus ou moins complètement le contact de l'air, que s'en mesure le degré de puissance. A ce titre, le coton est le corps auquel s'est attaché le plus de crédit ; mais il est loin encore de l'efficacité du collodion, comme va le démontrer le fait suivant, dans lequel furent simultanément employés les deux moyens, avec un résultat bien inégal.

LIIe *Observation*. — Une jeune fille de six ans, reçoit sur la partie antérieure de la poitrine, le cou et le bras gauche, une tasse de lait bouillant. Toutes les régions ainsi touchées sont tout à coup envahies par une vive rougeur ; de nombreuses phlyctènes s'y élèvent, et l'enfant, en proie à la douleur, entre dans une extrême agitation. Des secours sont immédiatement réclamés de plusieurs côtés, et lorsque j'arrive, déjà toute la partie antérieure du thorax a été revêtue de coton. Je propose alors au médecin, d'ailleurs fort instruit, et praticien fort exprimenté, qui a fait ce pansement, je propose de retirer tout ce coton, et de le remplacer par une couche de collodion. Mais confiant dans l'agent qu'il a mis en usage, s'autorisant de la pratique généralement adoptée, redoutant aussi, pour l'enfant, la douleur que pouvait produire l'ablation du coton, il opposa une résistance que je ne puis vaincre ; et le seul avantage que je puisse obtenir, c'est une sorte de transaction, en vertu de laquelle nous convenons que le bras et le cou, non encore revêtus de coton, me seront livrés, pour être soumis à l'action du collodion. Certes, on pouvait faire mieux pour l'enfant, mais non pour fixer la valeur des procédés thérapeutiques ; car rien ne manque ici à la comparaison ; et, sous l'empire de ces deux traitements

simultanés, tandis que deux jours suffisent à la guérison du bras et du cou confiés au collodion, il faut trois
grands mois pour obtenir la cicatrisation des ulcérations superficielles de la poitrine. Et même, après
ce laps de temps, comme pour rendre plus complet
le triomphe du collodion, c'est encore cet enduit qui
se charge de déterminer , en quarante-huit heures,
l'occlusion d'une dernière plaie qui ne se rétrécissait,
sous l'action des pansements ordinaires, qu'avec une
lenteur désespérante.

LIIIe *Observation*. — Enfin, je terminerai ce que
j'ai à dire de la puissance des enduits imperméables
contre les brûlures, par l'histoire d'uu jeune enfant
de huit mois, qui, assis près du feu, subit le contact
d'un charbon ardent, à la région lombaire, et eut ainsi
toute l'épaisseur de la peau brûlée, dans une étendue à
peu près de trois centimètres en tous sens. Une couche
de collodion fut soigneusement maintenue sur le siége
de la blessure, et l'on vit alors la cicatrisation s'accomplir et faire, chaque jour, des progrès, de la circonférence au centre, à mesure que se détachait l'escharre; et
cela sans douleur, sans inflammation, sans suppuration.

   Puissante contre l'inflammation du derme et des
tissus sous-dermiques, la médication isolante doit-elle
être resserrée dans de telles limites ? et les bienfaits
en seront-ils ainsi interdits aux organes plus profondément situés ? Que les médecins, pour qui la science se
réduit au terre-à-terre d'une froide observation, ne

comprennent pas comment un enduit imperméable, dont on revêt la peau, agit sur une inflammation développée loin de la surface du corps, et jusque dans les profondeurs viscérales, je ne m'en étonne pas : les notions physiologiques ne sont, à leurs yeux, qu'un délassement de l'oisiveté médicale ; heureux encore ! quand elles ne deviennent pas un motif d'exclusion au titre d'habile praticien. Ce qu'il y a de certain, c'est que la chaleur animale est, dans les viscères, aussi bien qu'à la surface du corps, le mobile vital de l'inflammation ; c'est que l'action de l'air sur la peau, est là comme ici, un élément indispensable de cette chaleur ; et à moins d'établir comme condition de la pratique de l'art, l'oubli complet des lois de l'organisation, quelque soit le siége de la phlegmasie, l'enduit imperméable en doit être considéré comme le remède souverain. J'y mets pourtant une restriction, c'est que le viscère affecté ne se trouvera en rapport avec aucune surface qui, touchée par l'air, supplée la peau, et fournisse ainsi un élément suffisant de calorification. C'est assez dire que le poumon ici, nous échappe, le poumon qui retrouve dans ses rapports avec la surface bronchique, toutes les conditions de chaleur que les tissus vivants empruntent au contact de l'air. Encore, dans cette circonstance, le topique, sans fournir des résultats complets, offre-t-il une ressource parfois utile, comme j'en tracerai des exemples. Mais pour tout organe qui n'a de rapport avec l'air que par la peau

qui le recouvre, l'enduit imperméable est assurément
l'antiplogistique par excellence. Cette puissante médication, je l'ai dirigée contre le rhumatisme articulaire
aigu, la goutte à l'état d'accès, la péritonite, l'ovarite,
et les avantages que j'en ai retirés, s'élèvent, par l'é-
clat et la promptitude, tellement au-dessus de tout ce
qu'on obtient d'ordinaire des autres genres de traitement, que plus d'une fois, j'ai vu le praticien vieilli
dans l'exercice de l'art, en rester stupéfait et comme
ébloui.

LIIIe *Observation*. —Ainsi, rien ne saurait égaler
la surprise qu'éprouva le médecin d'un jeune homme
de vingt-cinq ans, en voyant cesser avec une rapidité
qu'il ne croyait pas possible, un rhumatisme articulaire aigu des plus violents. Les pieds et les genoux,
envahis déjà depuis quatre jours, étaient énormément
tuméfiés et colorés d'un rouge vif, en même temps que
cruellement douloureux. Travaillé par une fièvre que
mesuraient cent vingt pulsations artérielles par minute, et une température animale de quarante degrés
centésimaux, ce jeune homme, depuis le début de la
maladie, n'avait pu goûter le moindre repos, et il se
trouvait en proie à la plus vive anxiété. Une couche
de collodion fut étendue sur toutes les articulations
atteintes; et un quart-d'heure ne s'était pas écoulé,
que le malade s'abandonnait à un sommeil aussi
calme que profond. C'était le soir, à neuf heures,
qu'avait lieu l'application du topique, et, le lendemain

matin, après moins de douze heures, les pulsations artérielles descendues à quatre-vingt-quatre par minute, la température générale abaissée à trente-huit degrés, cinq dixièmes; celle des genoux maintenue au-dessous de trente-huit degrés, alors que la veille elle faisait monter le thermomètre à trente-neuf; la douleur à-peu-près éteinte, et la tuméfaction considérablement réduite, annonçaient avec une sorte d'éclat, que nous étions maîtres de la maladie. Un point, pourtant, mais un seul, était resté fort douloureux, rouge et gonflé; c'était le gros orteil du pied droit; et cette résistance, un grand effort n'était pas nécessaire pour en pénétrer la raison; car le gros orteil était le seul qui eût échappé à l'enduit, faute de quantité suffisante. L'omission fut réparée aussitôt, et la douleur s'éteignit là comme ailleurs. Le malade fut prévenu, toutefois, que l'inflammation pourrait bien encore frapper diverses articulations; et les personnes chargées de lui donner des soins eurent mission de poursuivre le mal par le même agent, partout où il sévirait. Ce pressentiment, la main droite le réalisa le jour même : depuis les dernières phalanges jusqu'au poignet inclusivement, toutes les articulations en furent envahies avec assez de violence, pour susciter un redoublement fébrile, et replonger notre malade dans sa première anxiété. Mais, à peine développé, sur ce nouveau théâtre, le mal fut conjuré aussitôt; et à ma troisième visite, trente-six heures après le début du traitement, je ne trouvai plus qu'un convalescent dont la peau était fraîche, dont le pouls était calme, et dont la seule préoccupation était d'obtenir des aliments. Deux jours après, ce jeune homme, contre-maître d'une grande fabrique, était rendu à ses travaux.

LVe *Observation.* — Le succès fut non moins saillant chez une dame de trente ans, qui, tourmentée d'abord, pendant quinze jours, par des douleurs erratiques, tantôt plus, tantôt moins vives, se trouva frappée, enfin, d'un rhumatisme fort aigu du coude et du poignet droits, rhumatisme dont l'explosion fut marquée par une fièvre ardente. Ici je pus suivre, dans tous leurs détails, les phases de l'affection, comme les effets du traitement ; je pus observer, heure par heure, minute par minute, le travail ascensionnel de la maladie, comme la puissance de la médication ; et, je le dis avec bonheur, il y eut, dans l'action du topique, tant de certitude, que toutes les douleurs qui çà et là éclataient plus ou moins violentes, et qu'auparavant j'aurais tant redoutées, je ne m'en effrayais nullement, n'y voyant d'avance que de nouveaux titres à l'appui de ma thérapeutique. C'était le soir, vers huit heures, que le rhumatisme avait commencé à sévir ; et l'intensité en augmentait rapidement, lorsqu'à une heure du matin, une couche de collodion fut appliquée sur les régions douloureuses, depuis la main jusqu'au tiers inférieur du bras. A dater de ce moment, les souffrances diminuèrent, et furent bientôt assez modérées pour permettre le sommeil ; la fièvre suivit la même descension ; et à sept heures du matin, la convalescence paraissait acquise. Cependant, vers le milieu de la journée, l'épaule gauche fut frappée d'une vive douleur : déjà la fièvre surgissait avec son cortége habituel d'anxiété, de brisement et de malaise ; mais en une demi-heure ce nouveau mouvement morbide fut conjuré par la même médication , dans ses phénomènes généraux aussi bien que dans ses symptômes locaux. La nuit suivante, ce fut le tour de l'épaule droite ; et cette fois , le traitement fut ajourné dans l'espoir que l'atteinte ne serait que passagère. Vaine illusion ! dès le matin, tout le bras se trouvait envahi ; la rougeur et le gonflement avaient de nouveau gagné les articulations du coude et du poignet ; et sévissant, plus cruelle de minute en minute , la douleur ne permettait plus de temporiser. Le topique imperméable fut alors étendu sur le membre entier, et le prix de cette thérapeutique fut encore la chute rapide de tous les accidents. La maladie pourtant n'était point ainsi terminée : pendant plus d'un mois encore , l'imminence s'en trahit par des douleurs vagues ; deux fois même, ces douleurs prirent d'assez fortes proportions pour faire craindre un retour d'acuité ; mais deux fois aussi une couche de collodion, un jour au pied, un autre jour au genou, déjoua promptement ces expressives menaces. Ce qu'il y eut de remarquable, dans cette affection, outre l'extinction suc-

cessive de tous les phénomènes inflammatoires et
fébriles, à mesure qu'ils surgissaient, ce fut la faculté
conservée à la malade de suivre à-peu-près toutes ses
habitudes ; car elle ne garda pas le lit un seul jour, et
son alimentation ne fut que modérée, sans jamais être
supprimée.

Loin de moi la prétention de subjuguer ainsi en un
ou deux jours, tous les rhumatismes polyarticulaires
aigus : je sais que l'inflammation, si docile à ma médication, n'est pas toute la maladie, et qu'au-delà des
articulations, il est encore un élément qui, resté mys-
térieux, échappe à la thérapeutique. Mais tout en
reconnaissant que la phlogose articulaire n'est ici
que la manifestation sensible d'un principe morbide
plus profondément caché ; tout en reconnaissant
qu'après avoir cédé à un traitement local, cette phlogose peut encore se reproduire, même à plusieurs
reprises, sous l'action incessante de la cause à laquelle
s'en est rattachée la première explosion, je puis affirmer, au moins, qu'avec l'enduit imperméable, toutes
ces rechutes, ou plutôt tous ces paroxysmes s'accomplissent, sinon sans souffrance, au moins sans que la
douleur parvienne à un haut degré d'acuité, ni surtout
qu'elle ait une longue durée. Moins d'une heure souvent suffit à cet agent thérapeutique, pour ramener à
l'état normal les parties envahies ; et cette prompte
répression du travail phlogistique assure à l'affection
un terme rapproché. Ce qu'il y a de certain, c'est

qu'aujourd'hui ma pratique se trouve enfin débarrassée de ces arthrites interminables qui vouent à une vie de souffrances ceux qui ont le malheur d'en être frappés, en même temps qu'elles accusent d'une affligeante impuissance, le praticien déconcerté. Combattu et poursuivi par ma médication, le rhumatisme articulaire aigu borne d'ordinaire sa durée à un laps de temps qui dure d'un à huit jours; et si parfois, se reproduisant dans les articulations déjà éprouvées, l'inflammation arthritique sévit encore au-delà de cette limite, ces recrudescences, si fréquentes qu'elles se renouvellent, sont toujours promptement domptées, et se supportent alors avec d'autant plus de facilité, qu'elles laissent entre elles des intervalles de calme et de bien-être, qui reposent de la douleur et réparent les forces.

LVIme *Observation.*—Cette marche du rhumatisme, un jeune homme de trente ans environ, va nous en fournir un exemple. Fatigué, brisé, privé d'appétit, ce jeune homme s'arrête enfin, le genou gauche en proie aux douleurs d'une violente inflammation. L'enduit imperméable obtient ici le succès attendu; mais, en quittant le genou, le rhumatisme se propage successivement à toutes les articulations, et soutient ainsi l'état fébrile. Aucune jointure n'échappe à ce mouvement, depuis les poignets et les doigts, jusqu'aux malléoles et aux orteils; depuis les mâchoires, jusqu'aux dernières vertèbres; et parfois même la douleur pèse encore sur la longueur des membres, dans les régions intermédiaires aux articulations. Cependant le mal est partout aisément conjuré ; nulle part on ne laisse à l'inflammation, le temps d'accomplir sa période ascensionnelle ; et mon malade paraît entrer en convalescence le quatrième jour, sans avoir connu les cruelles tortures liées à cette terrible affection. La déception toutefois ne se fait pas attendre : un jour à peine est accordé, pendant lequel sont suspendues, et les atteintes de la douleur, et les ardeurs de la fièvre ; puis tout-à-coup l'engorgement inflammatoire se reproduit, d'abord aux pieds, ensuite aux genoux, aux hanches, et successivement aux autres articulations. Trois fois le rhumatisme parcourt ainsi toutes les parties du corps, et trois fois il est dompté partout, avec une égale facilité. A peine frappée, chaque articulation est promptement dégagée ; il en est qui se trouvent affranchies en moins d'une demi-heure ; aucune ne reste plus de quelques heures, la proie de la douleur ; et c'est ainsi qu'en quinze jours, sévissent trois atteintes, s'accomplissent en quelque sorte trois guérisons.

LVIIe *Observation.* —Chez un autre malade le rhumatisme aigu dura plus longtemps encore : c'était un sujet à-peu-près du même âge que le précédent, et doué, comme celui-ci, d'une heureuse constitution. L'inflammation arthritique débuta par le pied gauche s'étendit promptement au pied droit, puis aux genoux, aux hanches, aux épaules, aux coudes, aux poignets et aux mains. Quarante-huit heures suffirent à cette vaste propagation. Le topique imperméable eut ici le même succès que chez les autres rhumatisés; mais les récidives se succédèrent avec une déplorable opiniâtreté : à peine une articulation était-elle dégagée, qu'une ou plusieurs autres étaient envahies de nouveau, et l'on put compter, jusqu'à six fois, le retour de l'inflammation sur le même point. Seulement, ce qu'il y eut de remarquable dans ce fait, et ce qui déposa hautement en faveur de la médication employée, c'est que, pendant vingt jours que dura l'affection, il n'y eut que trois jours de fièvre. Le mouvement phlogistique, réprimé aussitôt qu'apparu, n'avait pas le temps de s'élever à un grand développement, et réduit ainsi à des proportions peu graves, était incapable de retentir sur l'économie entière.

Les malades, dont je viens d'esquisser l'histoire, c'était la première fois qu'ils subissaient l'épreuve d'un rhumatisme polyarticulaire aigu ; et les précédents ainsi leur manquaient pour comparer ma thérapeutique avec les diverses méthodes de traitement accréditées jusqu'à ce jour.

LXIIIe *Observation.*—Il en fut tout autrement d'un homme de trente-deux ans, qui, cinq années auparavant, avait traversé trois mois d'affreuses douleurs; et qui, sorti enfin du lit, alors qu'une extrême faiblesse et un déplorable état de détérioration physique semblaient annoncer un mourant plutôt qu'un convalescent, s'était trouvé longtemps encore gêné dans les articulations, enchaîné dans les mouvements, par la raideur des membres, trop fidèle vestige de l'affection rhumatismale. Cet homme, qui me fit appeler le 11 juillet 1851, venait d'être frappé d'un engorgement fort douloureux du genou gauche, engorgement auquel se joignait l'appareil fébrile ordinaire ; et, consterné au souvenir de ses anciennes souffrances, il mesurait avec amertume, le long supplice qui, dans sa pensée, lui était réservé. Pour moi, bien certain que l'événement ne justifierait point ses alarmes : si je savais, lui dis-je, que l'inflammation dût rester confinée dans l'articulation aujourd'hui malade, je vous promettrais la guérison en vingt-quatre ou quarante-huit heures ; mais il est de la nature du rhumatisme aigu, d'envahir un grand nombre d'articulations, soit simultanément soit successivement ; et chacune de ces atteintes, bien qu'immédiatement conjurée, ajoutera néanmoins à la durée de la maladie. Cependant une couche de collodion est appliquée sur le théâtre actuel du mal, qui a pour résultat d'éteindre la douleur en peu d'heures, et d'abaisser sensiblement la fièvre. Mais le lendemain, le genou est envahi, puis un pied, puis l'autre ; enfin l'épaule gauche et le coude du même côté. Partout l'inflammation éclate avec violence ; mais partout la médication en fait prompte justice ; et le 19, mon convalescent se lève, les traits non altérés ; le corps non sensiblement amaigri. La maladie a duré à peine une semaine.

LIXe *Observation.*—Moins d'un jour suffit à opérer la guérison, chez un autre malade, bien que le rhumatisme se fût déclarée fort aigu, et qu'une fièvre violente en eût été le signal. Mais ici, le souvenir encore saisissant de longues souffrances endurées six mois auparavant, avait fait demander de prompts secours ; et à peine éclaté, le mal avait été immédiatement enchaîné dans le lieu même de son explosion, qui comprenait toutes les articulations de la main droite. Il est impossible de savoir quelle part auraient prise à ce mouvement morbide, les autres articulations, sans l'enduit imperméable qui, tout-à-coup, en avait arrêté le développement ; mais on peut toujours affirmer sans hésitation que, tout en restant limité à la main, le rhumatisme avait encore à parcourir une période de plusieurs jours, sinon de plusieurs semaines. On peut l'affirmer, car on sait que les rhumatismes les plus opiniâtres sont ceux-là même dont le caractère se marque par une invincible fixité dans une seule partie du corps.

LXme *Observation.*—Parlerai-je de ce jeune homme de vingt-un ans, qu'un rhumatisme poly-articulaire aigu, trois années auparavant retint deux mois au lit, et qui cette fois, atteint de la même affection, mais soumis à l'enduit imperméable, se trouve définitivement sur pied, le cinquième jour, malgré la violence extrême de l'invasion ?

LXIe *Observation*. — Dirai-je cet homme de cinquante et quelques années, qui déjà, dans sa vie, subit deux atteintes de rhumatisme poly-articulaire aigu, d'une durée, chacune de plus de six mois, et qui, après ces longues périodes de douleur, resta plus d'une année encore, valétudinaire et souffrant ? Le voici maintenant, pour la troisième fois, en proie aux tortures de cette affreuse maladie ; mais aujourd'hui je puis le rassurer, et lui annoncer avec certitude que son supplice, autrefois mesuré par d'interminables mois, lui sera simplement compté par des jours, et sera même bien modéré dans le degré. Une demi-semaine suffit à vérifier ma promesse, et déjà depuis six jours, mon convalescent a repris le cours de ses occupations, lorsque, perdant le souvenir du malheur auquel il vient d'échapper, il brave et la fatigue, et les intempéries de l'air, et paie, d'une rechute, son imprudente sécurité. Aussitôt frappé, il poursuit, sans m'attendre, la douleur, partout où s'en est manifestée l'explosion, et quand j'arrive près de lui, déjà il est soulagé. Il est supposable toutefois que là ne se bornera point cette atteinte, et qu'après le genou et le poignet droits envahis d'abord, d'autres articulations, comme à la dernière attaque, prendront part à la maladie. La fièvre qui persiste, élevée, ardente même, est à mes yeux un témoignage certain que nous ne touchons pas encore à la convalescence. Le mal s'étend donc, ou plutôt se déplace, saute d'un point à un autre ; mais partout l'enduit imperméable le subjugue promptement, et la durée de cette rechute ne passe pas la durée de la maladie première.

Mentionnerai-je d'autres faits encore ? mais ce serait une répétition de succès qui finirait par devenir fastidieuse, et bien qu'il s'agisse d'enrichir la thérapeutique d'une médication puissante, ignorée des praticiens, je ne pousserai point jusqu'à l'abus, le droit de prodiguer les détails. Une seule observation me paraît devoir être ajoutée à celles qui précèdent, et je la présenterai comme fournissant les éléments les plus positifs de comparaison entre les effets du traitement que je veux faire prévaloir, et ceux des diverses méthodes accréditées.

LXIIe *Observation*. Résistance soutenue aux efforts variés du praticien, et tout-à-coup soumission absolue à l'application de l'enduit imperméable, tel fut le contraste frappant que présenta ce fait, dont une dame d'une quarantaine d'années, fut le sujet. Frappée dans plusieurs articulations à la fois, torturée par la douleur, brûlée par la fièvre, brisée par l'immobilité, la malade attendait vainement, depuis vingt-deux jours, un instant de sommeil, ou seulement de calme. De nombreux traitements s'étaient succédé, qui n'avaient eu encore aucun résultat apparent : évacuations sanguines et purgatifs ; antispasmodiques et narcotiques ;

sulfate de quinine et nitrate de potasse ; frictions de
nature diverse et cataplasmes ; l'affection jusqu'ici, a
tout déjoué ; c'est un défi à relever. Alors, le genou
droit, qui se montre tuméfié, rouge et fort douloureux,
est revêtu d'une couche de collodion ; l'épaule droite,
moins violemment atteinte, mais pourtant impossible
à mouvoir, est également soustraite au contact de
l'air ; enfin, du côté gauche, la région du coude et
l'articulation coxo-fémorale, où la douleur est devenue
intolérable, sont soumis à la même médication ; et ma
confiance est telle, que je ne crains pas d'annoncer un
soulagement très prochain. Moins d'une heure suffit
à justifier ce pronostic ; et l'heureux témoignage s'en
révèle dans le sommeil profond auquel se livre la malade. Le lendemain, la douleur a cédé partout où elle a
été combattue ; mais l'épaule gauche est envahie à son
tour ; et la fièvre persiste, bien qu'à un plus faible degré. Nous n'attendons plus ici que l'inflammation articulaire, nouvellement surgie, ait acquis tout son développement : attaqué pendant sa période ascensionnelle, ce mouvement morbide est aussitôt réprimé ;
puis, quelques douleurs encore éclatent çà et là, qui à
peine combattues, sont déjà dissipées ; et la malade,
libre enfin de la fièvre, se leverait, le troisième jour
du traitement, n'était la faiblesse, fruit inévitable de
longues souffrances et d'une abstinence prolongée. A
l'hygiène alors d'assurer le retour des forces, en for-

tifiant cette convalescence, et d'achever ainsi l'œuvre de la thérapeutique.

Du rhumatisme à la goutte la distance n'est pas grande ; et si les deux affections se distinguent parfaitement, alors qu'elles s'annoncent, chacune par ses caractères les plus tranchés, il n'en est pas moins vrai que parfois, se faisant des emprunts réciproques, elles apparaissent, l'une et l'autre, sous une forme mixte qui, rendant impossible le diagnostic différentiel, les confond et les identifie en une seule et même maladie. Attaquant d'ailleurs les mêmes tissus, et les attaquant, ici comme là, par l'inflammation, ces deux affections se trouvent, l'une aussi bien que l'autre, asservies à la puissance des enduits imperméables. Sans doute il serait plus heureux d'atteindre la goutte dans son principe, d'en saisir l'élément étiologique, et d'en neutraliser ainsi l'action. Mais, de ce principe, nous ignorons tout ; et l'existence nous en est seulement dénoncée par l'inflammation qui en est la manifestation sensible. Que sans connaître cet agent générateur de la goutte, l'empirisme multiplie ses essais pour le subjuguer et l'éteindre, nous devons applaudir à de tels efforts ; mais quelque résultat que réserve l'avenir à de telles recherches, la médication isolante, si rationnelle et si puissante contre l'inflammation, restera comme thérapeutique nécessaire ; et, qu'on atteigne ou non l'élément même de la maladie, ce sera toujours, pour la science, une gloire ; pour l'humanité, un bien-

fait, que d'en enchaîner la désastreuse action, les dé-
plorables conséquences. Rien de plus merveilleux que
de voir, sous l'empire de l'enduit imperméable, le
goutteux, affranchi de la douleur, parfois en quelques
minutes, et délivré, en peu d'heures, de la rougeur et
de la tuméfaction qui trahissent le travail inflammatoire. Vainement on fermera les yeux à la lumière du
dogme ; vainement on jettera, sur la réalité le voile
épais de la prévention : ni l'orgueil d'une aveugle incrédulité ; ni les subtilités, toujours au service d'un
science vieillie dans le préjugé, ne sauraient prévaloir
contre la logique des faits ; et je puis aujourd'hui m'en
remettre à l'expérimentation, du soin de vaincre toute
résistance.

LXIIIe *Observation.*—... Ici, c'est une dame d'une
quarantaine d'années, qui, frappée de la goutte aux
deux gros orteils, obtient, sous l'action du collodion,
un soulagement tellement prompt, que la douleur est
déjà dissipée d'un côté, avant même que l'application
soit achevée au côté opposé.

LXIVe *Observation.*—Là, c'est un homme de quarante-cinq ans, qui, peu d'années auparavant, a essuyé
un accès de goutte au gros orteil du pied droit, accès
dont la durée n'a pas été moindre de vingt jours ; et
qui, atteint cette fois, avec plus d'intensité encore,
est soulagé immédiatement, et guéri le jour même,
malgré quarante-huit heures de souffrances, qui déjà
ont précédé la médication.

LXVe *Observation*. —Ailleurs, c'est une dame dont les doigts sont en proie à l'inflammation arthritique, et qui fournit au professeur Nélaton l'occasion de réaliser, comme moi, sous ses yeux, un succès dont le prestige s'étend au praticien lui-même.

LXVIe *Observation*. —Mentionnerai-je encore cette artiste qui, le gros orteil travaillé par un accès de goutte fort aigu, renonce à paraître sur la scène lyrique dont elle est l'ornement et l'honneur, et qui tout-à-coup soulagée, guérie même par une couche de collodion que vient de lui appliquer son médecin, le docteur Mancel, se ravise, reprend le cours de ses exercices, et va, le soir même, recueillir les applaudissements d'un public dont elle est l'idole ?

Chez tous ces malades, l'affection ne sévissait que sur des surfaces peu étendues ; et l'effet de la médication fut immédiat. Le soulagement est moins prompt, quand le mal occupe un théâtre plus large, surtout quand il s'est emparé d'un grouppe d'articulations toutes unies entre elles, par un grand nombre de liens ligamenteux, ainsi, par exemple, que sont disposés le carpe et le tarse. Mais, pour être un peu moins rapide, le succès n'en est pas moins frappant, et il s'obtient encore avec assez de constance, pour que le praticien puisse, en l'annonçant d'avance, ajouter à l'éclat de son art, par la certitude du bienfait. En voici un exemple qui emprunte un vif intérêt aux circonstances dans lesquelles il s'est produit.

LXVIIe *Observation.* —C'était le 3 décembre 1851 :
les partis politiques étaient, une fois encore, en présence ; et, sous l'émotion générale, sentant grandir
ses devoirs, tout citoyen revêtu d'un caractère public,
se tenait à son poste, prêt à faire face à une efferves-
cence qu'on pouvait craindre, et qu'il fallait prévoir.
M. X...., maire d'un des arrondissement les plus po-
puleux de Paris, après avoir employé la journée du 2
à expédier un grand nombre d'affaires, et à disposer
tous les moyens de défense contre une attaque sans
cesse imminente, s'était trouvé, le soir, frappé d'un
accès de goutte au pied gauche ; et cédant à la douleur et à la fatigue, était rentré chez lui. Privé de
sommeil, pendant la nuit, et livré aux préoccupations
les plus sérieuses, M. X..... s'agitait dans l'impatience, et ne pouvant poser le pied sur le sol, voulait
se faire transporter à sa mairie, décidé à tout braver,
insomnie et fatigue, fièvre et douleur, pour répondre
dignement à la mission dont il se trouvait investi,
dans ces difficiles circonstances. Cependant le docteur Tessereau, appelé à lui donner des soins, oppose
à ce mouvement irréfléchi, les conseils de la raison et
de la prudence : son rôle à lui, c'est de défendre son
malade contre tout ce qui peut compromettre la guérison, ou seulement prolonger cet état de souffrances.
Sans doute il sera pénible à M. X. d'être retenu chez
lui, pendant quinze à vingt jours, durée ordinaire de
ses accès de goutte ; mais la nécessité commande ; et

ici le courage du fonctionnaire doit faire place à la résignation du malade. Toutefois, tel n'est point encore le dernier mot de l'art : le docteur Tessereau sait que, tout récemment des accès de goutte ont été promptement subjugués par les enduits imperméables; mais il n'a point eu occasion d'en faire l'application, et il réclame mon intervention. Il est dix heures du matin ; le pied tuméfié, rouge et douloureux est alors revêtu d'une couche de collodion ; et prévenant M. X., qu'à la condition de laisser ce pied exposé à l'air et de garder le repos toute la journée, il pourra le lendemain se transporter lui-même à son poste, nous nous ajournons à neuf heures du matin. Ma visite, ce jour-là, n'a d'autre objet que de constater la réalisation complète du succès annoncé.

On comprend qu'il y a des degrés dans la rapidité avec laquelle se dissipe le mal ; et, parmi les conditions qui en prolongent la résistance, il faut mettre assurément au premier rang, la date éloignée du début. Toutefois, si les articulations atteintes ont jusqu'ici échappé à ces lésions textiles qui créent aux mouvements, un obstacle mécanique, on doit compter encore sur le succès, et souvent même la promptitude en est telle, que le praticien en eût-il fait cent fois l'épreuve, en reste encore frappé de surprise. Tel fut le sentiment dont je fus pénétré moi-même, en observant les deux faits que je vais rapporter.

LXVIIIe et LXIXe *Observations*. Rapprochés et con-

fondus par une remarquable analogie, et en quelque
sorte par une véritable identité, ces faits ont pour sujets, deux femmes : toutes deux atteintes de rhumatisme goutteux aux pieds, elles étaient persécutées par
des douleurs incessantes, auxquelles la chaleur ajou-
tait un surcroît d'acuité, comme je l'ai observé dans
la plupart des affections arthritiques. Chez ces deux
malades encore, le gonflement considérable des malléoles externes avait fait dévier en haut et en dedans,
les bords internes des pieds, et la marche était devenue absolument impossible. Je les vis à quelques jours
d'intervalle ; l'une était âgée de trente-deux ans, et
reportait à une date éloignée, le début de cette affection qui, d'abord, annoncée par des accès plus ou
moins violents, mais d'une durée limitée, paraissait
enfin, depuis plus de quatre mois, devoir persister et
sévir à l'état continu.

L'autre était âgée de quarante-huit ans, et chez
celle-ci, la maladie datait de huit mois. A toutes deux
je n'imposai d'autre traitement que de tenir les pieds
soigneusement revêtus d'une forte couche de collodion, et de les dégager des fourrures auxquelles on
demandait un surcroît de température le plus souvent
nuisible. L'une et l'autre, je les fis lever et marcher
après douze heures de cette application ; et ces deux
femmes qui, depuis plusieurs mois, ne pouvaient se
soutenir ; qui, pour se transporter, dans leur appar-
tement, d'une place à l'autre, étaient obligées de se

cramponner aux meubles, et de subir de vives souffrances nos deux femmes étonnèrent les assistants par
la facilité de leurs mouvements qui, maintenus dans
certaines limites, s'accomplissaient alors sans douleur.

On pense bien que je n'eus pas la simplicité de
croire à une guérison complète et solide ; forcer l'extension ou la flexion des pieds était encore une opération pénible et difficile ; et je ne pouvais espérer
d'ailleurs que l'inflammation des tissus articulaires,
calmée pour l'instant, ne se réveillât pas aussitôt, sous
l'action du frottement que le mouvement devait faire
subir à des surfaces, la veille encore, si malades. Seulement, cette prompte amélioration témoignait hautement, aux yeux de tous, de la puissance de ma médication, et faisait ainsi entrevoir le moment où la
guérison pourrait être acquise. Le repos absolu fut
recommandé pendant deux jours encore ; puis quelques pas furent essayés ; et après un mois de soins,
ces deux femmes, dont les pieds avaient repris leur
forme normale, pouvaient se livrer à un exercice modéré.
Que maintenant elles évitent une trop forte chaleur
aux pieds ; qu'elles continuent le traitement dont elles
ont retiré de si précieux résultats ; surtout, qu'au premier signal d'un accès, elles observent un repos absolu, les pieds soigneusement enduits ; que deux
mois, trois mois s'il le faut, soient ainsi employés dans
cette direction thérapeutique ; et le rétablissement

définitif est le prix assuré de leur persévérance. Tel est le conseil que je leur ai donné ; telle est l'espérance que je leur ai laissée, en les livrant à leurs propres soins ; et j'ai la conviction, aujourd'hui, après les avoir perdues de vue, que le conseil leur a été parfaitement salutaire, que l'espérance a été complètement réalisée.

On serait dans une étrange erreur, si l'on m'imputait la prétention de triompher ainsi de la goutte, partout où elle se rencontre, et sous quelque forme qu'elle se présente. Ma proposition est parfaitement limitée : là où éclate la manifestation inflammatoire, là est indiqué l'enduit imperméable ; et l'on peut alors compter sur la puissance de la médication. Mais, chez les goutteux de date ancienne, quand les surfaces articulaires, sous l'empire de cent accès successifs, se sont couvertes de rugosités ; que des concrétions tophacées en ont changé les rapports, et que les membres se trouvent ainsi déformés ; certes, ce serait une singulière naïveté que d'attendre, de l'action du topique, la réparation de tels désordres. Tous ces résultats matériels rappellent bien l'inflammation dont ils relèvent ; mais ne sont pas l'inflammation elle-même ; et ce qu'on peut obtenir alors de l'enduit imperméable, c'est d'éviter de nouveaux ravages, en arrêtant tous les paroxysmes inflammatoires, c'est de détruire ainsi l'élément qui empêche ou du moins balance la résorption des produits morbides déjà formés ; et cet avantage, à mes yeux, est encore assez brillant. Dans les intervalles qui séparent ces récrudescences, alors que l'inflammation sommeille, c'est une autre médication que commande l'état des articulations malades : les tissus fréquemment éprouvés par l'injection phlogistique, restent tuméfiés en raison de la distension permanente des tuyaux circulatoires, dont l'élasticité s'est ainsi épuisée, ou du moins a été fort compromise ; et la thérapeutique nous offre, dans les applications réfrigérantes, un puisant moyen de condensation, qui fréquemment rend aux vaisseaux leur premier calibre, et sous l'emploi duquel peuvent ensuite s'effacer des lésions physiques dont on n'espérait plus avoir raison.

Ainsi, emploi des topiques imperméables contre les accès ; applications réfrigérantes, dans l'intervalle des paroxysmes, alors que la chaleur organique, revenue à son degré normal, est un témoignage certain que l'orage inflammatoire est apaisé ; telle est ma thérapeutique, et, je le déclare avec bonheur, des succès éclatants la consacrent tous les jours, rendant ainsi hommage aux principes dont elle procède.

LXXe *Observation.* — Ce furent ces errements que suivit fidèlement M. B.... sous ma direction. Agé de trente-cinq ans, goutteux déjà dès sa vingtième année, ce malade, après de nombreux accès de plus en plus rapprochés, tenait le lit depuis quatre mois, quand il réclama mes conseils. Les deux genoux et les deux pieds restaient alors tuméfiés, rouges et douloureux ; et l'inflammation, marquée par des alternatives d'ascension et de descension, était toujours assez prononcée pour entretenir l'agitation fébrile et enchaîner le sommeil. Cependant l'application du collodion, en réprimant le travail phlogistique, fit tomber la fièvre et rendit le repos. Un jour suffit à ce résultat. Mais, à peine dégagées de l'enduit, les articulations compromises sont attaquées de nouveau, tantôt l'une, tantôt l'autre ; et secourues aussitôt par le topique, elles sont chaque fois soustraites aux douleurs de l'inflammation. Enfin, après une douzaine de jours, alors que tous ces foyers phlogistiques sont bien éteints, les applications réfrigérantes viennent à leur tour, apporter le tribut de leur action condensatrice ; et deux semaines ne sont pas écoulées, que le malade entreprend un voyage.

Cependant j'étais loin de m'abuser sur sa position : cette réfrigération locale, régulièrement produite, pouvait ajourner les accès, mais non les empêcher ; et je n'étais pas sans entrevoir de nouvelles atteintes. L'avis toutefois était donné : l'enduit imperméable avait fait ses preuves ; et l'intervention en devait être aussitôt opposée à la moindre explosion du mal.

Il en advint ainsi : un mois après son départ, M. B... fut pris d'un accès dont les caractères, fortement accentués, semblaient annoncer une longue période de souffrances ; et chose toute nouvelle chez notre malade, en trois jours, fièvre et gonflement arthritique, tout s'éteignait sous l'enduit imperméable. Le travail de résolution et de résorption reprit ensuite son cours, avec l'emploi de la médication réfrigérante ; et, depuis ce moment, le jeu des articulations devenant de plus en plus facile, a rendu à la marche, quelque liberté.

Quand ce malade sera-t-il définitivement guéri ? Peut-être doit-il à jamais se résigner à un certain degré de gêne dans les mouvements : les altérations matérielles accomplies au sein des articulations, sous l'empire de l'inflammation arthritique, peuvent être profondes, et la réparation alors exigerait un temps qu'il ne faut pas demander à la durée de la vie humaine. C'est donc aujourd'hui une véritable infirmité ; mais une infirmité dont la gravité diminue progressivement, et qui surtout, sera désormais exempte de ces longs paroxysmes qui font, de l'existence, un affreux supplice. Tel est, chez ce malade, le résultat dû à l'enduit imperméable, résultat qui, tout incomplet qu'il soit, paraîtra fort satisfaisant encore, si l'on tient compte de l'ancienneté d'une affection dont le début remonte à une quinzaine d'années.

Ici se retrouve une grande question qui, discutée déjà et résolue à l'occasion de l'érysipèle, exige encore, au sujet de la goutte et du rhumatisme, une étude particulière, une solution à part. Ces deux maladies, rangées à juste titre, comme l'érysipèle, parmi les affec-

tions générales, rattachées ainsi à des principes morbides dont les lésions articulaires ne sont que les ma-
nifestations extérieures, est-il rationel de les attaquer
dans ces expressions locales et simplement symptôma-
tiques ? Et ne doit-on pas craindre alors de reporter
sur les viscères les plus essentiels à la vie, un mal ainsi
combattu et dompté dans des parties moins nobles,
où il pouvait sans danger s'épuiser ? Pour s'appliquer
à d'autres maladies, le problème n'a point changé
de terme ; et ici comme pour l'érysipèle, la solution s'en
trouve dans les faits aussi bien que dans le dogme.

Je l'ai déjà dit, ma médication a pour objet, non de
détourner le cours du sang ou des autres fluides, mais
seulement de réprimer une production exagérée de calorique animal, phénomène élémentaire de tout travail phlogistique ; et un tel traitement, je ne comprendrais pas qu'il amenât des rétrocessions. Mais il y
a plus : en se portant sur les tissus articulaires pour y
allumer la chaleur inflammatoire, le principe arthritique ne trouve-t-il pas dans cette même chaleur dont
il est le mobile, un élément de fécondation, et par conséquent un moyen de propagation ? Ce n'est-là qu'une
hypothèse sans doute, une hypothèse toutefois ap-
puyée sur cette observation rigoureuse, que les corps
organiques, miasmes morbigènes ou êtres normaux,
tous empruntent à la chaleur, un des plus puissants éléments de leur développement. Mais ce qui n'est pas
une hypothèse, c'est qu'en dérobant à l'inflammation,

une de ses conditions essentielles, par l'emploi des enduits imperméables, vous évitez l'extension du mal, vous en réduisez l'atteinte à un petit nombre d'articulations, vous éteignez la fièvre, et, jusqu'à ce jour enfin, si nombreux qu'aient été les malades ainsi traités, aucun encore n'a subi le malheur de ces migrations intérieures tant redoutées ; aucun même n'a fourni les signes de la participation du cœur à l'affection, participation d'ordinaire si fréquente. Voilà les faits ; et si les doctrines du jour ne sont pas assez larges pour les contenir, frappez sur les doctrines ; car les faits ne sauraient désarmer.

Qu'on ne me prête pas toutefois la prétention d'accorder aux enduits imperméables le privilège absolu de défendre les viscères, des atteintes du rhumatisme ou de la goutte : se déplacer, se propager et s'étendre, telle est la nature de la maladie et, si puissant que soit à la conjurer, le traitement que j'ai institué, je ne répondrais certainement pas que ce traitement mît toujours à l'abri des métastases. Seulement on peut affirmer qu'un pareil malheur est d'autant moins à craindre, que les agents thérapeutiques sont plus prompts à éteindre l'inflammation. Cette proposition, je n'en excepte même pas les médications qui passent pour répercussives : longtemps j'ai combattu le rhumatisme articulaire aïgu et la goutte, par les applications réfrigérantes, et ma pratique n'a pas été malheureuse, et jamais je n'ai eu à m'affliger d'une issue funeste. C'est qu'une telle pratique, toute téméraire qu'elle paraisse, n'est que rationnelle ; c'est qu'elle est vraiment anti-phlogistique, puisqu'elle dépense le calorique en excès, et que la condition essentielle, pour enchaîner et détruire la force d'extension de la maladie, c'est d'éteindre le travail inflammatoire partout où il a éclaté. Cette pressante indication, que remplit si merveilleusement aujourd'hui le topique imperméable, je n'avais trouvé jusque là, pour y obéir, aucun moyen supérieur au froid, et c'était encore à mes études sur l'inflammation que ma thérapeutique était redevable de cette direction salutaire.

Je n'ai point la pensée, en innocentant ainsi ma méthode curative, d'incriminer et de repousser les autres médications jusqu'ici éprouvées contre la goutte et le rhumatisme aigu : pour être moins constants que sous l'action des enduits imperméables, les succès dus à la saignée, au tartre stibié, au nitrate de potasse, au sulfate de quinine, aux préparations de colchique, ne sauraient perdre leur valeur ; et des circonstances se rencontreront, où par un choix heureux, au milieu de toutes ces richesses, le praticien expérimenté assurera son triomphe.

La saignée, par exemple, que certains médecins placent au premier rang, dans le traitement du rhumatisme articulaire aigu, sera très propre sans doute à seconder l'action du collodion ; et si je n'y ai point eu recours, c'est que dans toutes les conditions où elle eût paru indiquée, le topique seul a suffi à éteindre promptement tous les phénomènes inflammatoires et fébriles.

Les autres agents que j'ai signalés, comme pouvant intervenir avec plus ou moins de bonheur, dans le traitement de l'inflammation arthritique, l'empirisme seul en a jusqu'ici réglé l'emploi ; et c'est assez dire que, n'en saisissant point le mode d'action, le praticien ne saurait fixer les conditions auxquelles s'en rattache l'opportunité. Faisons toutefois une exception en faveur du sulfate de quinine, pourvu qu'on ne recherche, dans ce médicament que sa vertu anti-périodique ; car, administré à titre d'hyposthénisant, et porté ainsi à des doses non toujours inoffensives, cet agent a bien pu réaliser de frappants succès ; mais ces succès, on est loin de les obtenir toujours, et l'on ignore les éléments qui les favorisent, comme les conditions qui les entravent. Que si, au contraire, le sel quinique est simplement opposé à la périodicité morbide, aux paroxysmes quotidiens qui parfois signalent la marche des affections arthritiques, alors l'administration en est soumise à des règles bien arrêtées, et l'action des enduits imperméables s'en trouve merveilleusement secondée.

LXXIe *Observation*. M. X... est âgé de cinquante-cinq ans, et reporte, à l'âge de quinze ans, le début de sa maladie. Frappé, à cette époque, d'un rhumatisme poly-articulaire aigu, persécuté depuis par des atta-

ques, rares d'abord, de plus en plus rapprochées ensuite, il reste enfin aujourd'hui en proie à la douleur,
même dans l'intervalle de ses atteintes violentes ; et
c'est sur les pieds, les genoux et les mains, que se
promènent tous ces mouvements morbides. Entrer
dans les détails des nombreux traitements observés
avec plus ou moins de persévérance, pendant le cours
de ce long supplice ; mentionner les voyages fréquemment accomplis aux diverses établissements thermaux,
je renonce à l'essayer : à chaque nouvelle médication
répondit toujours une nouvelle déception. Même, pen-
dans son séjour à Bade, M. X... a passé un mois au
lit, dans les tortures d'un accès fort intense, après lequel il est revenu à Paris, les pieds encore tuméfiés
et non assez dégagés de douleur pour permettre la
marche.

C'est alors que je le vois pour la première fois : outre
le gonflement inflammatoire des pieds, je constate
un peu d'empâtement aux genoux, et aussi une tuméfaction douloureuse du pouce de la main droite,
pouce déjà déformé par des accès antérieurs. Une couche de collodion est aussitôt appliquée sur ce pouce,
ainsi que sur les deux pieds, qui, amendant promptement l'état de ces parties, leur rend, en quarante-huit
heures, le mouvement, autant du moins que peuvent
le permettre encore des surfaces articulaires compromises par une longue succession d'accès. Deux mois
s'écoulent, marqués par des mouvements inflamma-

toires tantôt ici, tantôt là ; mais partout conjurés au moyen de l'enduit imperméable ; et l'amélioration alors, non plus enchaînée par la permanence de ces atteintes subaiguës, se prononce d'une manière évidente, fait même, les applications réfrigérantes aidant, d'assez rapides progrès. Ces applications réfrigérantes, je n'eus pas à y rallier mon malade ; car il en avait depuis longtemps, éprouvé les bienfaits ; c'était même le seul moyen qui jusqu'ici lui eût procuré quelque soulagement, et il y était resté fidèle, en violation des conseils qu'on n'avait cessé de lui donner. Toutefois un accès éclate, subit, très douloureux, et formidable par l'appareil fébrile qui lui fait cortège : les pieds, cette fois encore, se trouvent les premiers intéressés, et le gonflement, comme toujours, en devient promptement considérable. Éviter l'action de l'air sur ces parties enflammées, est une indication pressante, qu'on remplit aussitôt avec l'enduit imperméable ; mais les phénomènes phlogistiques ne font que se modérer sans s'éteindre. La fièvre persiste et se marque même, chaque soir, par un redoublement qu'accompagne un surcroît de douleur, une anxiété fatigante et une opiniâtre insomnie. C'était le 16 octobre que s'accomplissait, après tant d'autres, cette nouvelle atteinte ; et les jours suivants l'arthrite, s'étendant, soit aux mains soit aux genoux, mais toujours domptée, sur ces diverses régions par l'enduit imperméable, reste limitée aux pieds. Enfin le 20

quatre jours après le début, éclate à trois heures de
relevée, un violent frisson, suivi d'une chaleur ardente,
et qui, en même temps est le signal de la part que
va prendre à cette cruelle affection le genou gauche.
Le lendemain à la même heure, nouveau frisson,
nouveau surcroît de douleur ; et cette fois, le malade,
complétement démoralisé, laisse aller sa pensée aux
perspectives les plus affligeantes. Déjà même, ébranlé
dans sa confiance, il ne compte plus, pour modérer
ses violents paroxysmes, sur la vertu de la médication
isolante, dont il prétend réduire l'emploi aux légères
atteintes ; et il dégage ses pieds du topique dont ils
sont revêtus. Cette épreuve lui sera utile : à peine
s'est-il ainsi affranchi, que la douleur augmente, devient poignante, intolérable ; et mon malade se voit
contraint, pour se soulager, de recourir de nouveau à
l'enduit imperméable. Il est évident que l'isolement de
l'air est encore salutaire, ici, contre le fait même
de l'inflammation ; mais un autre mobile en balance
la puissance, et ce mobile n'est autre chose que le
principe intermittent. A la médication fébrifuge incombe donc la charge de déjouer cette périodicité
morbide et de briser ainsi le dernier élément de résistance. Soixante centigrammes de sulfate de quinine
sont alors administrés, qui, le premier jour, suffisent
à prévenir le retour de l'accès ; et protégées ainsi par
l'action de ce médicament, dont l'usage est continué
une semaine encore, les articulations toujours soigneu-

sement revêtues de collodion, se dégagent progressivement des étreintes de l'inflammation. Douze jours ont été la durée de cette explosion ; et il n'est pas douteux que cette durée n'eût été réduite encore si, me préoccupant plus tôt des paroxysmes du soir, je les avais attaqués et arrêtés au début. Mon malade toutefois ne s'en applaudissait pas moins, au souvenir de ses crises précédentes ; et songeant que jusqu'ici, les attaques commencées à l'entrée de l'hiver, n'avaient eu de terme que celui de cette saison , il constatait avec bonheur que pour la première fois enfin, il échappait à cette triste fatalité.

Je dois dire néanmoins, pour rester dans la rigoureuse vérité des faits, que les récidives de cette affection ne prirent pas toujours, chez ce malade, la forme intermittente, et que plus tard ce fut en vain qu'on essaya d'obtenir du sulfate de quinine quelque avantage. J'ajouterai même que naturellement impatient et se dégoûtant alors de toute médication qui ne lui procurait pas un résultat très prompt, ce goutteux abandonna l'usage du collodion, dont l'efficacité ne lui parut pas être assez constante. Il convenait bien que sur les accès modérés, l'action était évidente ; mais il faisait une distinction pour les paroxysmes les plus violents ; et, sans égard à l'ancienneté de ses souffrances, condition qui aurait exigé des applications continuées, il rejetait sur l'infidélité de la médication une impuissance qui n'était due qu'à la versatilité du malade.

J'ai la conviction que M. X... n'a pas fini avec les enduits imperméables, et que, tôt ou tard, il y reviendra, mais avec plus de persévérance. Je le désire pour lui, et ce sont les nombreux succès accomplis sous mes yeux, qui me dictent ce vœu.

La médication isolante s'est montrée si puissante dans ma main, partout où l'inflammation arthritique était bien dessinée, que je ne puis me défendre d'un doute sur l'exactitude du diagnostic, quand je la vois échouer. Les affections diverses dont les articulations peuvent être frappées, offrent par fois sous ce rapport, des difficultés sérieuses, et le praticien le plus exercé n'est pas toujours celui qui se prononce avec le plus d'assurance.

LXXIIe *Observation.* — Madame P.... âgée de cinquante-quatre ans, après avoir subi, pendant un mois, l'affreux supplice de tumeurs hémorrhoïdales internes et externes fort enflammées et serrées par le sphincter contracté, sent se développer dans l'épaule droite, une douleur qui, en peu de temps, enchaîne les mouvements, mais ne se complique ni de gonflement ni de chaleur. Cette douleur, je la juge néanmoins de nature rhumatismale, et je l'attaque par une application de collodion. Quarante-huit heures se passent ainsi sans autre résultat que d'avoir ajouté au mal, la gêne qu'impose toujours un vernis, si souple qu'il soit, collé sur la peau. Ainsi déçu dans mes espérances, j'abandonne cette médication, et après avoir dégagé l'épaule de tout le collodion dont je l'ai inutilement revêtue, je renouvelle mon examen, avec la plus scrupuleuse attention. La douleur se trahit au toucher, dans un seul point ; c'est à la partie antérieure du bord glénoïdal, mais elle y est très vive, très aiguë ; et m'autorisant alors des antécédents de la malade, je reviens sur mon diagnostic, et je commence à craindre le développement d'une tumeur blanche, c'est-à-dire d'une affection tuberculeuse de l'articulation. Cette malade, il y avait longues années déjà que sa poitrine m'avait inspiré les plus justes alarmes, que ses jours avaient été mis en danger par d'abondantes hémoptysies, et qu'enfin, malgré une excavation bien constatée dans le tissu du poumon, de chaque côté, en haut et en arrière, elle était parvenue à se rétablir, à la campagne, par la rigoureuse observance des lois de l'hygiène, et une thérapeutique dont je n'ai point à exposer ici les détails. Ce n'est pas tout ; cette terrible épreuve était à peine terminée que le sein gauche devenait douloureux et se tuméfiait ; que près du mamelon, apparaissait une végétation fongoïde qu'il me fallait détruire par le caustique de Vienne ; qu'un vaste ulcère se montrait qui, dans l'espace d'une année, dévorait tout l'organe, peau et glande; qu'enfin à tous ces désordres succédait une cicatrice solide, adhérente au thorax, et complètement insensible. Tel était mon sujet, et l'on conviendra qu'une tumeur blanche rencontrait là tous ses éléments de fécondation. C'était encore une manière, pour cet organisme vicié, de traduire sa profonde altération. Le diagnostic ainsi établi, je n'avais plus à hésiter ; bien que nous fussions encore au mois de décembre, j'envoyai immédiatement la malade retremper, à l'air pur de la campagne, sa constitution compromise, et là, sans le concours d'aucun traitement local, elle se rétablit parfaitement, servie, en cette circonstance, par un bon régime, et par une médication genérale dont l'huile dé foie de morue et les boissons amères furent les principaux éléments.

LXXIIIe *Observation.*—L'enduit imperméable n'eut pas plus de succès chez un homme de soixante-quatre ans, dont le pied gauche était douloureux et tuméfié. Mais cet homme, je lui avais donné des soins, douze ans auparavant, pour des abcès froids qui s'étaient succédé nombreux sur le thorax, et dont je n'avais triomphé qu'à la faveur d'un régime tonique et de l'iode employé sous toutes les formes. Aujourd'hui, plus âgé, tombé dans une affreuse détresse, persécuté par une longue suite de souffrancee morales, affaibli par une nourriture insuffisante, il présentait le sol le plus riche pour le développement de la scrophule ; et il me fut impossible de renvoyer à aucun autre principe, la responsabilité de cette nouvelle manifestation pathologique. Sans doute il pouvait y avoir là un mouvement phlogistique; mais ce mouvement était bien secondaire; et si, prévoyant une défaite, je mis néanmoins en usage l'enduit imperméable; ce fut plutôt pour fortifier mon diagnostic par la résistance du mal, que pour réaliser une espérance que je ne pouvais concevoir.

Un cercle est là, dans lequel doit être renfermée la médication isolante, et ce cercle, au delà duquel le topique imperméable est sans objet, c'est l'inflammation qui le trace. Nous venons de voir le topique échouer, là contre le gonflement tuberculeux, ici contre la tuméfaction scrofuleuse ; nous allons le voir maintenant complètement insignifiant contre la douleur névralgique. Et à cette occasion, je vais présenter simultanément deux faits accomplis sous mes yeux, dans le même moment, deux faits qui, d'abord confondus par le siége comme par la douleur, se divisent ensuite par le traitement, et qui faisant ainsi ressortir, chacun à sa manière, l'importance pratique d'un diagnostic exact, fournissent le témoignage le plus frappant, l'un, de la puissance des enduits imperméables contre l'inflammation ; l'autre, de l'insuffisance de ces mêmes agents, alors que l'affection est purement nerveuse.

LXXIVe et LXXVe *Observations*. Deux hommes, dans toute la force de l'âge, et d'une santé habituellement irréprochable, sont en proie également à d'atroces douleurs sciatiques ; mais tandis que l'un ne peut supporter la moindre pression, l'autre y reste complètement indifférent. A celui-là je prescris, comme je l'avais déjà pratiqué avec succès sur celui-ci, l'emploi topique de l'éther chlorhydrique chloré, à la dose de quinze gouttes répandues sur une compresse de flanelle légèrement imbibée d'eau tiède, et revêtue, après l'application, d'une pièce de taffetas gommé. Cette médication n'a d'autre effet que d'ajouter au supplice de la sciatique, une rougeur douloureuse de la peau. Substituant alors une couche de collodion à l'agent anesthésique, j'atténue immédiatement la souffrance, et il suffit d'un quart d'heure pour l'anéantir sans retour. Cependant mon autre malade, après avoir, à plusieurs reprises, éprouvé les bienfaits des applications chloro-éthérées, avait fini par y être insensible ; et, tyrannisé, jour et nuit, par la douleur, il supputait tristement toutes les médications déjà essayées avant cette dernière, et constatait avec désespoir sa nouvelle déception. Je venais alors d'être témoin du succès obtenu à la faveur du collodion, chez le malade précédent ; et bien que les conditions morbides ne fussent pas les mêmes, bien que la pression, ici, n'ajoutât rien à la douleur, je prescrivis à tout hasard, le topique imperméable. Ce fut un revers de plus. Je me disposais alors, à la faveur d'un pinceau métallique animé par la machine de Clarke, à faire pénétrer, dans le membre, un courant électrique induit, lorsqu'en interrogeant le malade, j'appris que l'éther chlorhydrique chloré qui d'abord, à la simple dose de dix gouttes, rougissait assez fortement la peau, avait ensuite été employé dans des proportions croissantes, et porté enfin à la dose fabuleuse de trente grammes, sans offenser la région soumise à cette application. L'infidélité de la préparation pharmaceutique ne pouvait être douteuse ici, et c'en était assez pour relever notre espérance, au souvenir des avantages primitivement obtenus. Il ne s'agissait plus que de nous pourvoir à une meilleure source, et ce fut chose merveilleuse, cette fois, comme quinze gouttes de la liqueur anesthésique anéantirent la douleur et accomplirent même la guérison ; car plus d'un an s'est écoulé depuis ce moment, sans que la névralgie se soit reproduite. En une demi-heure cet éclatant résultat était acquis.

Instituer, sur des données de physiologie, une thérapeutique nouvelle, contre les inflammations arthritiques, c'était peu me commettre : ces affections menacent rarement l'existence ; et si, trop souvent rebelles aux divers traitements employés jusqu'ici, elles déjouaient encore ma médication, ce n'était qu'une déception que je subissais, non un péril. Grâce à la justesse du principe, je n'ai eu à déplorer ni l'un ni l'autre ; et les résultats cliniques se sont levés unanimes, pour consacrer cette heureuse union de la science qui conçoit, et de l'art qui applique. J'en dirai autant de toutes ces inflammations plus ou moins superficielles, zona, furoncle, phlegmon, panaris, etc., etc., promptement domptées par l'enduit imperméable : certes, je ne pouvais me croire praticien aventureux ou trop hardi, en attaquant ces maladies par un traitement dont le sens échappe sans doute aux idées en faveur; mais qui, par un flatteur dédommagement, tire de plus haut sa justification.

En présence de l'érysipèle, j'étais plus à l'aise encore : cette affection, ordinairement grave et trop fréquemment mortelle, on n'en avait point trouvé le remède, et après avoir épuisé les ressources de l'empirisme, le médecin, forcé d'amener son pavillon, se réservait à peine le droit de surveiller la marche plus ou moins aggressive du mal, n'obtenant pas toujours d'en conjurer les funestes envahissements. J'avais au moins l'espérance, en m'engageant dans une voie nouvelle, d'arracher la thérapeutique à cet humble rôle ; et ici encore l'expérimentation a donné pleine sanction à ma pensée. La pratique a suivi le pas de la physiologie ; et le succès de l'art a été la glorification de la science. Mais ces résultats, si frappants qu'ils fussent, et bien qu'obtenus sous la lumière du dogme, m'autorisaient-ils à étendre ma médication à toutes les phlegmasies ? Et là où l'existence est prochainement compromise ; là où toute temporisation devient un danger, pouvais-je encore donner, au topique imperméable, la préférence sur tous les autres agents curatifs longuement éprouvés ? Procéder ainsi, par exemple, à l'égard de la péritonite, n'était-ce pas m'exposer à perdre un temps précieux ? Et ne se pouvait-il pas rencontrer ici quelque élément caché qui, sans porter atteinte au principe, en dût modifier au moins l'application ? Pour rien au monde, si juste que me parût une conception scientifique, je n'en aurais fait subir les chances à une vie humaine, et je n'aurais certes pas engagé à ce point la dignité de l'art ni ma propre responsabilité. J'avais bien vu déjà, chez un malade (Observation 19me) l'enduit imperméable, dirigé contre un érysipèle de l'abdomen, éteindre, du même coup, une péritonite fort grave. Mais ce n'était là qu'un fait, et ce fait, tout encourageant qu'il fût, ne me paraissait point décisif. Il me fallait rencontrer une péritonite rebelle aux puissances ordinaires de la thérapeutique ; une de de ces péritonites dont la mort semble être le terme marqué fatalement ; et alors, dégagé de tout scrupule, quitte envers la prudence du praticien, je pouvais, ici encore, essayer une arme qui, dans d'autres circonstances, m'avait si merveilleusement servi.

LXXVIme *Observation.*—Une telle occasion me fut offerte par une femme âgée de quarante-cinq ans, et d'une santé fort ébranlée. Portant, depuis plusieurs années, une ovarite chronique du côté droit, elle avait été frappée d'une péritonite générale, dont la gravité se trahissait par une douleur des plus vives étendue à tout l'abdomen, par une fièvre ardente, une anxiété cruelle, et des vomissements qui, survenus le troisième jour du début, se répétaient incessants le lendemain, alors que fut réclamée mon intervention. A ce moment, le ventre se présentait fort tuméfié, douloureux à l'excès, malgré le sang qui, depuis la veille, s'échappait en abondance de vingt morsures de sangsues; et la malade, en proie aux angoisses du mal-

aise et de l'agitation, demandait avec instance un
moment de repos. Elle fut servie au delà de son vœu.
Une simple couche de collodion, appliquée sur l'abdomen, une fois l'écoulement du sang arrêté, suffit, en
peu d'heures, à calmer les vomissements et à modérer la douleur; et si la convalescence ne fut pas entièrement acquise le jour même, la vie au moins fut
sauve; la vie qui, un instant auparavant, était si évidemment menacée, déjà même si sérieusement compromise.

Quelques jours furent encore nécessaires pour
rendre la malade à son état antérieur, état de malaise
et de souffrance, dont la responsabilité remontait à
l'ovarite chronique, et qui pourtant s'est depuis
amendée d'une manière satisfaisante, à la faveur
d'une hygiène bien entendue et fidèlement suivie.

Certes, personne plus que moi, ne se tient en défiance contre l'adage : *Post hoc; ergò propter hoc;*
mais il est des faits devant lesquels l'incrédulité n'est
plus qu'un délire d'obstination; et quand je vois l'inflammation du péritoine fléchir si promptement, et
comme au premier signal de la médication; quand je
vois qu'un tel avantage ne fait que s'ajouter à une
longue suite de succès obtenus contre l'inflammation,
sur d'autres théâtres; quand je vois enfin les résultats
pratiques sanctionner le principe avec une si admira-
ble constance, et refléter ainsi, sur le dogme, cette
même lumière à laquelle ils doivent de s'être produits;

non, je ne puis croire à tant de génie dans le hasard des coïncidences !

Je laisse aux statisticiens de l'école, le soin de compter et succès et revers, et de mesurer, à la grosseur des nombres, le mérite de leur expérimentation : ma statistique à moi, n'aura point l'orgueil du chiffre ; mais si je n'ajoute que peu de faits à celui dont je viens d'esquisser les principaux traits, chacun de ces faits portera la même signification ; chacun, le même témoignage de la valeur de ma médication.

LXXVIIᵉ *Observation.* Ainsi fut constatée, de la manière la moins douteuse, l'action anti-phlogistique de l'enduit imperméable, chez une jeune dame qui me fit appeler après une nuit d'insomnie, d'agitation et de souffrance. La péritonite, qui datait de la veille, se traduisait alors par un ballonnement du ventre assez prononcé déjà, et par une douleur vive, surtout du côté droit. Les nausées, l'anxiété, un état fébrile exprimé par une chaleur ardente et cent vingt pulsations artérielles, à chaque minute, donnaient d'ailleurs la mesure de la part que prenait à l'affection, l'organisation entière. Vingt-cinq sangsues furent immédiatement appliquées sur l'abdomen, qui le soir n'avaient encore rien changé à cet état morbide, malgré l'abondante hémorrhagie qui s'en était suivie ; et la malade, soit impatience, soit réalité, annonçait même un surcroît de douleur. Quoi qu'il en fût de cette allégation, l'épreuve n'était pas assez encourageante pour me faire

persister dans cette médication, alors que je pouvais
m'engager dans une voie que des faits antérieurs me
montraient plus sûre. Le sang s'échappait encore des
morsures de sangsues ; j'en fis arrêter l'écoulement ;
et je prescrivis, en même temps, une couche de collodion,
sur tout l'abdomen. A ma visite du lendemain, j'apprends que, soulagée, dix minutes après cette application, la malade s'est endormie d'un sommeil très
calme et qui a duré toute la nuit. Le réveil date à peine
de quelques instants , et la douleur ne se fait plus sentir qu'à la pression, encore assez faiblement ; la chaleur est tombée, le pouls est descendu à quatre-vingt-
quatre pulsations par minute, les nausées ont cessé,
l'anxiété a fait place à un état de bien-être satisfaisant ;
en un mot, la position est détendue ; et, après trois
jours d'une alimentation légère, ma convalescente reprend ses habitudes.

Les deux faits, dont je viens d'exposer les détails,
sont remarquables à ce double titre, que la péritonite
résista d'abord aux émissions sanguines, et céda sans
difficulté ensuite à l'action de l'enduit imperméable.
Deux médications se sont ici trouvées en présence :
les résultats ont prononcé. Je comprends toutefois
que des esprits difficiles me contestent la légitimité de
mes inductions ; et que, s'autorisant à leur tour de l'emploi successif de deux méthodes thérapeutiques, ils
retournent contre moi-même, mon propre argument,
et reportent aux sangsues appliquées dans les premiers

moments, une guérison dont l'honneur, à mes yeux, revient tout entier au topique isolant. Le praticien devient défiant, qui a blanchi dans un long exercice de l'art ; et il semble qu'en se retranchant dans un dédaigneux scepticisme, qu'en se roidissant même dans une incrédulité chagrine, il veuille se venger des nombreuses déceptions que lui firent subir, dans un âge plus accessible, la vaniteuse assurance des uns, les naïves illusions des autres. Pour celui qui a vu, l'interprétation ne serait seulement pas discutable ; je l'admets néanmoins, assez d'autres faits établissent la valeur de ma médication, qui échappent complètement à toutes les finesses d'une dialectique subtile, et répondent ainsi aux habiletés militantes des esprits les plus déliés.

LXXVIIIe *Observation*. — Ainsi je mentionnerai une forte fille de vingt-deux ans, qui, ayant subi l'impression prolongée du froid, fut saisie d'un frisson intense, suivi, après une heure, d'une chaleur ardente. Alors, se développe une vive douleur abdominale, douleur qui, jusqu'au lendemain, ne cesse de s'accroître, s'étend, devient enfin générale et tellement aiguë, qu'il faut s'interdire le moindre toucher. En même temps, le ventre se tuméfie, la respiration se précipite, et à ces phénomènes s'ajoutent bientôt un malaise indéfinissable, et des vomissements fatigants, de plus en plus rapprochés. L'explosion d'une violente péritonite n'est point douteuse ; et l'indication est bien ici, d'après les errements de la science, de pro-

céder à de larges émissions sanguines. Eh bien ! non ;
je ne tirerai pas une seule goutte de sang ; et, fidèle au
dogme que j'ai développé touchant le mécanisme de
l'inflammation, je frapperai la maladie par la chaleur
organique, en supprimant l'action de l'air sur toute
l'étendue de la région abdominale. Une couche de
collodion est donc appliquée, pour remplir cette indication ; et c'en est assez pour arrêter immédiatement
les vomissements et dissiper l'anxiété ; puis la douleur
se modère et s'éteint ; la peau reprend sa fraîcheur ; le
pouls, ses conditions normales de soixante pulsations
par minute, après en avoir fourni cent douze ; et tous
ces changements, un seul jour a suffi à les accomplir.

Cette jeune fille, c'était la première fois qu'elle subissait l'épreuve d'une péritonite ; et, peu cultivée
d'ailleurs, elle acceptait sa rapide guérison comme un
fait des plus simples, et sans se douter du péril qu'elle
avait couru.

LXXIX⁰ *Observation.* Il n'en fut pas ainsi d'une demoiselle de vingt-cinq ans, délicate de constitution, et
restée sujette à des douleurs abdominales, depuis une
péritonite dont elle avait traversé la longue et cruelle
épreuve en 1849. Cette fois, après une grande fatigue et plusieurs nuits de veille, elle s'était trouvée
saisie d'un violent frisson dont la signification avait
été promptement éclaircie par la douleur et la tuméfaction de l'abdomen, puis par les nausées et les vomissements. Vivement alarmée, au souvenir des six

semaines que, deux ans auparavant, elle avait passées au lit, elle mesurait avec tristesse la période de souffrances qu'elle avait à parcourir, et envisageant avec effroi l'état de faiblesse auquel il lui fallait descendre, pour arriver seulement au seuil de la convalescence, si même elle pouvait l'atteindre, elle était en proie au supplice de l'anxiété morale aussi bien qu'aux tortures de la douleur physique. Une couche de collodion sur toute la surface de l'abdomen, telle fut toute ma thérapeutique; et cette thérapeutique fut acceptée, non sans inquiétude par la malade : éclairée par son expérience personnelle, préoccupée de la marche ordinairement si rapide de l'affection, elle craignait que chaque minute de retard dans l'emploi des évacuations sanguines, ne fût un danger de plus; et ne comprenant rien à ma médication, elle se voyait déjà victime de quelque excentricité récemment éclose dans le *monde médical*. Deux heures se passent dans cette soucieuse perplexité, après lesquelles la malade est agréablement surprise de se sentir soulagée. Le sommeil alors se prononce; et au réveil, la chute de la fièvre, le bien-être général, tout annonce la guérison. Le lendemain, une alimentation légère était permise, en signe de convalescence; et deux jours après, s'accomplissait le départ pour la campagne.

LXXXe *Observation.*—Même succès chez une dame d'une trentaine d'années, qui ayant subi, six ans auparavant, une péritonite dont elle avait été guérie à la faveur de copieuses saignées, possédait, comme la précédente malade, tous les éléments de comparaison entre les deux méthodes thérapeutiques appliquées dans des conditions identiques. Ici encore la péritonite s'était annoncée par un frisson suivi de chaleur ; et la douleur, promptement étendue à tout l'abdomen, élevée à un haut degré d'acuitié pendant une nuit entière d'insomnie, ne pouvait laisser aucun doute sur la nature de la maladie. Déjà même les nausées commençaient à fatiguer la malade, lorsqu'admis près d'elle, je fis appliquer l'enduit imperméable. A dater de ce moment, la douleur s'atténua, la fièvre se tempéra, et deux heures ne s'étaient pas écoulées que la malade se trouvait dans un calme parfait. Le lendemain la convalescence la plus franche était parfaitement dessinée, sans qu'aucune autre médication pût revendiquer la moindre part à ce frappant résultat.

Dans une de mes communications à l'Académie de médecine, je m'exprimais ainsi : « Parmi les phlegmasies abdominales que j'ai combattues et subjuguées par la médication isolante, il ne s'est point encore rencontré de péritonite puerpérale ; mais en présence des succès éclatants dont l'occasion m'a été fournie par de graves péritonites, les unes essentielles en apparence, les autres évidemment dérivées de l'inflammation des ovaires ou du catarrhe utérin, je ne puis me défendre de cette espérance, qu'à ce traitement aussi l'art devra de dominer la péritonite des femmes en couches, à laquelle s'attache un si grand danger. « Cette heureuse prévision, il m'a été permis depuis, sinon de la réaliser d'une manière absolue, au moins de la fortifier par le plus encourageant triomphe.

Voici le fait :

LXXXIme *Observation.* — Une jeune femme, à la suite d'une vive frayeur, fait une fausse couche, à trois mois de grossesse, et après quatre jours passés sans accidents, se trouve prise tout-à-coup d'un frisson qui dure deux heures. C'est le signal d'une métro-péritonite : à ce frisson succède une chaleur ardente, qu'accompagne une soif inextinguible ; puis surgissent le malaise et l'anxiété, les nausées et les vomissements, cortége en quelque sorte obligé de la maladie, dont les traits caractéristiques se trouvent d'ailleurs dans la douleur et la tuméfaction de l'abdomen, comme aussi dans la suppression de l'écoulement vaginal. C'était le soir qu'avaient fait explosion les premiers accidents ; et n'en jugeant pas d'abord toute la gravité, comptant d'ailleurs sur le bienfait réparateur d'une nuit de sommeil, la malade, à qui ma visite était promise pour le lendemain matin, avait cru pouvoir différer jusque là, de réclamer des conseils. Quelques heures de souffrances furent le prix de ce retard imprudent ; car le soulagement fut si prompt après l'application de l'enduit imperméable, la convalescence si complète en un jour, qu'il était impossible de dénier, à la médication employée, l'honneur d'un tel résultat. Quoi qu'il en soit, le lendemain, le ventre était indolore, le sang avait reparu à la vulve, le pouls était calme, la peau fraîche ; en un mot, la guérison était constante, et quelques tasses de bouillon préludaient à une nourriture plus substantielle réservée au jour suivant.

Je ne me donnerai point le tort d'assimiler cette métro-péritonite puerpérale à celle qui éclate, terrible, implacable, au sein des hôpitaux, là où se pressent et se succèdent les femmes en couches, tristes foyers où bouillonne en permanence le ferment épidémique. J'ignore si, aux prises avec de tels éléments, l'enduit isolant conservera, contre l'inflammation, la même puissance ; mais ce que je n'ignore pas, c'est que toute votre thérapeutique, si active et si variée que vous l'ayiez déployée, la métro-péritonite puerpérale, jusqu'ici, s'en est jouée ; c'est que, peu certains déjà, dans les conditions morbides ordinaires, les antiphlogistiques en usage ne vous fournissent que des succès exceptionnels ; c'est que de tels moyens, infidèles dans leur action thérapeutique, cessent de l'être dans leur action débilitante ; et qu'à ce dernier titre, ils ne sauraient être inoffensifs, alors que l'organisme se trouve imprégné d'un agent sceptique déjà plus que suffisant à ruiner les forces.

Substituer à ces antiphlogistiques débilitants, un antipholgistique dont l'emploi n'entraîne aucune perte matérielle, et qui, s'attaquant à la chaleur animale, réponde ainsi directement au phénomène initial de l'inflammation, c'est à la fois s'armer d'une plus grande puissance, et obéir à cette première loi de notre art : *non noces*. L'enduit imperméable d'ailleurs, qui ne s'adresse qu'au fait même de l'inflammation, n'exclut nullement ici l'alliance des divers agents dont l'expérience a pu démontrer la valeur ; et si vous pouvez un jour, par quelque autre médication, atteindre l'élément matériel dont vous soupçonnez la présence dans le sang, et qui, à vos yeux, est le mobile de tant de désastres, vous aurez accompli alors le vœu le plus élevé de la médecine ; ce sera l'idéal de la science, passé dans la pratique de l'art.

Après avoir éprouvé ce que peut, contre la péritonite, la suppression du contact de l'air, il était facile de prévoir qu'appliqué à l'ovarite, ce traitement allait compter de nouveaux triomphes. Déjà l'observation LXXVIe présente ce fait assez ordinaire, que la phlegmasie débuta par un des ovaires, pour s'étendre ensuite à toute la membrane séreuse abdominale ; et l'on a vu que partout le mal s'évanouit, sous l'action du topique imperméable. Les conditions assurément sont plus heureuses, lorsque, moins étendue, l'inflammation se trouve circonscrite dans les limites de l'ovaire ; et la guérison alors, au moins dans ma pratique, a toujours été promptement obtenue. En voici un exemple remarquable :

LXXXIIe *Observation.*—Une dame de trente et quelques années, sujette au catarrhe utérin, et que j’avais antérieurement soignée pour une ulcération profonde du col de la matrice dont elle était d’ailleurs bien guérie, se trouva tout-à-coup, après une grande fatigue, prise d’un frisson, auquel succéda bientôt la chaleur fébrile. Ces phénomènes n’étaient que le signal d’une ovarite aiguë, que traduisaient suffisamment une tuméfaction fort douloureuse du côté droit de l’abdomen, à sa partie inférieure, et des nausées souvent accompagnées de vomissements. Cette brusque invasion, il y avait deux heures qu’elle avait éclaté, lorsque fut appliqué le topique isolant, et une demi-heure suffit à la chute de tous les symptômes. On comprend qu’un succès si rapide ne s’obtiendra jamais que sur une inflammation toute récente, alors que l’organe affecté reste encore exempt d’altération textile ; car si le mal date de loin, si dejà l’organisation du viscère en a souffert, il n’appartient à aucune thérapeutique d’élever si haut son ambition. Mais, pour être moins éclatants et moins prestigieux alors, les services que rend l’enduit imperméable n’en ont pas moins de prix aux yeux du véritable praticien.

LXXXIIIe *Observation.*—Le fait suivant fera juger de ce qu’on peut obtenir encore dans de telles conditions. Il s’agit d’une dame de trente-six ans frappée d’une ovarite du côté gauche, contre laquelle étaient venues échouer toutes les ressources ordinaires de la thérapeutique. Applications réitérées de sangsues, bains et cataplasmes émollients, embrocations mercurielles, boissons adoucissantes, potions calmantes, laxatifs, tout était resté inutile, et après trente jours de traitement, la malade se trouvait avec les mêmes douleurs, la même tuméfaction de la région ovarique, la même anxiété, les mêmes défaillances, le même état fébrile, dont la mesure oscillait entre cent-vingt et cent trente pulsations artérielles par minute, et de plus avec une faiblesse que le temps, la diète, l'insomnie et les pertes sanguines avaient portée à ses dernières limites. L'insuffisance des médications employées n'était que trop évidente, et certes il était regrettable que cette affection opiniâtre eût été combattue par des soustractions de sang, puisque ces soustractions avaient plongé la malade dans une débilité sans compensation, et qu'elles l'avaient ainsi privée des ressources qu'on eût été heureux de retrouver alors, pour attendre l'heure de la guérison, si toutefois cette heure pouvait sonner, sous la seule puissance de l'organisme. De telles conditions me faisaient la position difficile, mais non désespérée : je venais de voir chez la malade de l'observation LXXVIe la médication isolante conjurer tout-à-coup une péritonite, dont la marche et l'appareil symptomatique faisaient craindre une mort prochaine, et je me livrai alors, avec une sorte d'entraînement, à la pensée qu'employant ici le même procédé thérapeutique, j'aurais le même bonheur. Une couche de collodion est donc appliquée sur tout le côté gauche de l'abdomen ; et dans l'espace de deux heures, le pouls, descendu à cent pulsations, acquiert un peu de force et de plénitude ; les nausées, le sentiment de défaillance, l'anxiété, symptômes fatigants si fidèlement liés dans les constitutions nerveuses, à la souffrance des organes générateurs, s'évanouissent, et la douleur de la région malade, sans être complètement dissipée, se trouve au moins fort réduite. Un tel état se soutient sans variation, pendant quelques jours ; et alors un écoulement de pus sanguinolent, par le vagin vient m'avertir qu'un abcès se vide, par la trompe, dans l'utérus. Ce n'est point encore là le terme de la maladie: vingt fois, dans le cours de cette période suppuratoire, mes alarmes se renouvèlent, au réveil de l'inflammation ; mais vingt fois aussi l'espérance m'est rendue par l'enduit imperméable, et la guérison enfin est acquise complète et solide, après trois mois de ces cruelles alternatives.

Trop souvent abusé par de mensongères promesses, le praticien voué au scepticisme, se récriera peut-être sur la part que je fais à ma médication, dans le rétablissement de cette malade. Si pourtant je n'étais parvenu à réduire l'inflammation, le travail suppuratoire n'eût-il pas envahi toute l'épaisseur de l'organe, et déterminé alors, par une rupture, un épanchement mortel, dans la cavité abdominale ? Certes, on doit attendre beaucoup des resources accordées à notre organisation, pour la curation des maladies ; et ma confiance, sous ce rapport, ne saurait être dépassée.

Mais quand je vois une affection surgir et s'accroître sans interruption ; quand je la vois, pendant un mois, marcher de plus en plus menaçante, puis, en deux heures, changer de physionomie, après le premier emploi d'un agent thérapeutique ; quand je vois cette subite conversion se reproduire à plusieurs reprises, et toujours à la suite de la même médication ; alors moi aussi je me roidis dans l'incrédulité; mais c'est contre des préjugés scientifiques, sous lesquels les faits perdent leur évidence; la vérité, son éclat.

L'ovarite chronique, cette affection si rebelle à la fois et si commune dans toutes les classes de la société, je l'ai combattue par le même genre de traitement; et là aussi j'ai pu enregistrer quelques succès encore.

LXXXIVe *Observation.*—Un des plus remarquables assurément est celui qui se rapporte à une jeune femme, dont l'affection remontait à trois années, et avait surgi à l'occasion d'un accouchement long et pénible. Cette malade, récemment transportée à Paris, offrit, à mon premier examen, une tumeur douloureuse vers la région iliaque gauche, tumeur mobile qui ne pouvait se rapporter qu'à l'ovaire, et qu'accompagnait d'ailleurs un écoulement vaginal de nature muco-purulente. A ces symptômes s'ajoutaient des nausées incessantes, une profonde faiblesse qu'entretenaient des hémorrhagies fort copieuses, sous lesquelles la vie avait plus d'une fois été menacée; enfin une inappé-

tence qui, rendant la digestion difficile, laissait la nu-
trition incomplète. L'utérus, attentivement exploré,
présentait, à la lèvre antérieure du col, une exulcéra-
tion de peu d'importance, et qui ne pouvait ainsi
avoir qu'une part bien secondaire dans les symptômes
énumérés. La situation était grave : la malade réduite
à une maigreur extrême, ne se nourrissait pas suffisamment, pour éviter une nouvelle détérioration physique ; et c'était assez de quelques hémorrhagies encore, pour lui porter le dernier coup. Ma thérapeutique fut
très simple ; et, si elle ne fut pas selon les errements
de la science officielle, elle fut au moins selon la mission de notre art, puisqu'elle répondit, par la guérison, au vœu de la malade. Le repos, l'enduit imperméable étendu sur le côté gauche de l'abdomen et le
bain de siége froid en furent les seuls éléments. La
couche de collodion fut en permanence sur la région
malade, jusqu'à l'extinction de la douleur, ce qui
exigea une quinzaine de jours. Quant au bain de siége,
la température en était de douze degrés centésimaux,
et répété d'abord cinq fois par jour, il fut employé ensuite avec plus de modération, à mesure que l'amélioration faisait des progrès. La malade y restait dix minutes, et il lui était expressément recommandé de
s'envelopper elle et la baignoire même, d'un large vêtement de laine, pour éviter le refroidissement général.
Suivis, quittés, repris pendant cinq mois, ces soins
furent enfin couronnés d'un succès complet ; et ce

qui marque exactement la part du topique imperméable, dans cette guérison, c'est que pendant le cours d'un si long traitement, à peine un paroxysme inflammatoire sévissait-il sur l'ovaire, qu'il était aussitôt conjuré par cet agent. Ce fut à cet égard, une merveilleuse constance : autant d'épreuves, autant de témoignages en faveur de la médication.

J'ai traité de la même manière, et avec un égal avantage, une autre ovarite chronique, moins grave que la précédente, mais de date aussi ancienne. Je dois dire toutefois que, dans une troisième circonstance, j'ai complètement échoué. Il est vrai que l'affection ici avait sévi dix ans, sans interruption ; et il était naturel de soupçonner alors l'existence de profondes altérations textiles , obstacle à jamais invincible au succès de toute tentative thérapeutique.

Quand un principe est juste, il jette la lumière sur tous les faits qu'il embrasse ; et, succès ou revers, chaque application qu'on en fait y ajoute une nouvelle sanction. C'est ainsi que la résistance que montre, à l'enduit imperméable, l'érysipèle de la face comparativement à l'érysipèle de toute autre partie du corps, trouve sa raison dans le principe même de la médication ; c'est-à-dire dans l'impossibilité de soustraire, au contact de l'air, la membran muqueuse de labouche et des fosses nasales, et de supprimer ainsi, d'une manière absolue, les conditions de calorification, dans

le derme malade. Mais voici qui est plus saillant encore : cette médication, que j'ai montrée si puissante
contre l'inflammation, quand cet acte morbide sévit
sur la peau ou les tissus sous-cutanés ; quand ce sont
les membranes articulaires ou le péritoine qui en sont
frappés; partout enfin où , par la suppression de l'action de l'air sur la surface correspondante à l'organe
malade, on peut enchaîner, au sein de cet organe , la
production du calorique animal, cette médication va
nous manquer de fidélité, si nous voulons en étendre
l'emploi aux phlegmasies des voies aériennes. Ici, l'air
admis dans les tuyaux bronchiques, suffit à sauvegarder la calorification dans le tissu du poumon ; et si
l'enduit imperméable nous rendait alors les mêmes services que nous en avons obtenus, dans d'auttres conditions, ces services seraient la condamnation la plus
accablante du dogme sur lequel repose tout entière la
thérapeutique isolante. On ne saurait toutefois dénier
à l'air qui frappe le thorax, une part dans la calorification des organes sous-jacents ; et c'en est assez,
lorsque l'inflammation sévit sur ces organes, pour
commander l'emploi des enduits imperméables, non
plus à titre de médication principale, comme dans les
autres conditions que j'ai signalées, mais seulement
en qualité d'auxiliaire, ou bien encore à défaut d'autres
ressources. Renfermé dans de telles limites, l'enduit
imperméable peut figurer avec avantage dans le traitement de la pneumonie, comme le démontre l'observation suivante :

LXXXVe *Observation*. Une jeune enfant de quatre ans est atteinte de fièvre typhoïde, alors que, depuis quelque temps déjà elle était en proie à une bronchite sans gravité. Plusieurs jours se passent; et pendant le cours de cette pyrexie, survient, dans le tiers inférieur du côté droit, une pneumonie que dénoncent la matité à la percussion, une respiration très faible avec râle crépitant, et une toux dont la fréquence est devenue très fatigante. Appliquerons-nous ici quelques sangsues, pour avoir raison de cette complication? l'enfant est délicate, l'affection qui la travaille, doit avoir une durée pour laquelle il importe de réserver quelques ressources; et si on l'affaiblit par une saignée, lui restera-t-il assez d'éléments de vie et de force, pour atteindre le jour de la guérison? A cette médication débilitante je préfère le vernis imperméable; et après avoir étendu le topique sur tout le côté droit, depuis le sternum jusqu'à la colonne vertébrale, j'ai le bonheur de voir tous les symptômes de la pneumonie faire place, en deux jours, aux simples caractères de la bronchite, dont les derniers vestiges s'éteignent ensuite, avec la fièvre, au troisième septenaire.

Cette pneumonie n'avait de gravité, que par les conditions fâcheuses dans lesquelles s'en faisait l'explosion; et si le topique imperméable l'a promptement domptée, c'est qu'elle n'était ni violente, ni étendue.

LXXXVIe *Observation*. C'était encore d'une manière intercurrente que surgissait une pleuro-pneumonie du côté droit, chez une jeune fille de douze ans, atteinte préalablement d'une varioloïde confluente. Quelques heures suffirent, avec l'enduit imperméable, à dissiper la douleur aiguë qui trahissait l'inflammation de la plèvre ; et alors les symptômes de la pneumonie, qui d'ailleurs étaient bornés à la toux et à une légère crépitation dans le murmure respiratoire, s'amendant promptement, ne laissaient plus de traces, le troisième jour de l'application du topique. Ici encore on trouve à vérifier la rigoureuse justesse des principes physiologiques dont procède la médication isolante ; la disposition du tissu pulmonaire, qui enveloppe, de toutes parts, les tuyaux bronchiques, et qui, par là, reçoit l'influence calorisatrice de l'air, explique la résistance de l'inflammation établie dans son sein, rend ainsi compte du temps qu'il a fallu, pour y éteindre ce mouvement morbide ; tandis que dans la plèvre, membrane privée de communications directes avec l'air, la même affection a été immédiatement conjurée.

Cette pleurésie n'est pas la seule que j'aie fait ainsi disparaître, par l'enduit imperméable, et parmi les faits que j'ai réunis, il en est un surtout que je dois faire connaître, comme présentant cette circonstance remarquable, qu'employée à l'occasion d'une rechute, après que la maladie avait été subjuguée une première fois par les moyens ordinaires, cette nouvelle médication put être jugée comparativement, et appréciée à sa véritable valeur.

LXXXVII *Observation.* Une jeune fille de huit ans subit l'action prolongée du froid, et se trouve saisie d'un violent frisson, bientôt remplacé par une vive chaleur, phénomène qu'acompagne une douleur lancinante du côté gauche, à la région du sein. Au moment où je vois cette enfant, la maladie vient d'éclater, et ni la percussion, ni l'auscultation n'en dénoncent encore les caractère physiques. Toutefois la fièvre est ardente, l'abattement profond, et une toux sèche, douloureuse et fatigante, ne laisse aucun doute sur le diagnostic à porter. Six sangsues sont immédiatement appliquées sur le côté compromis, puis des cataplasmes chauds sont soigneusement maintenus, et la douleur, disparaît complètement le lendemain, avec tous les autres symptômes. Cependant, le soir même, sans qu'on puisse en démêler la cause, la fièvre surgit de nouveau, se développe, s'élève et signale l'explosion d'une douleur qui, cette fois, occupe toute la partie postérieure du même côté gauche qui, la veille, avait été atteint vers sa partie antérieure. Sans doute il n'était nullement irrationnel de revenir à la médication qui déjà nous avait réussi ; mais il n'était pas sans intérêt de mettre ici l'enduit imperméable en parallèle avec une méthode thérapeutique dont la puissance est généralement reconnue, et bien certain d'être inoffensif pour ma jeune malade, je lui fis appliquer sur tout le côté envahi, une couche de collodion. L'effet en fut merveilleux : en une demi-heure la fièvre était calmée, la douleur éteinte, la toux dissipée ; rien, en un mot, ne restait de l'affection ; et cette fois la guérison fut définitive.

Tout en montrant plus de résistance que la pleurésie, la pneumonie, chez le sujet de ma LXXXVIe *Observation*, fut néanmoins subjuguée ; toutefois il serait téméraire de s'autoriser d'un tel triomphe, dû incontestablement à la médication isolante, pour conseiller, en toute occasion, la même pratique. Certes, je sens trop combien est dangereuse l'exagération, en thérapeutique, et je prends trop au sérieux le rôle d'écrivain, pour abandonner, à cet égard, une prudente réserve. Je le dis avec sincérité : que ma plume soit à jamais brisée, si, trop ardente messagère de périlleuses illusions, elle doit entraîner une seule application compromettante. Ce qu'il y a de certain, c'est que l'art est puissant par bien des moyens, et, dans le traitement de la pneumonie, l'enduit imperméable doit évidemment céder le pas à d'autres médications dont la valeur, mille fois éprouvée, a été proclamée en tous lieux comme attestée par tous les âges. Toutefois, des pneumonies se rencontrent, où les plus sérieuses difficultés, les plus graves complications réduisent les ressources thérapeutiques ; et c'est alors que la suppression du contact de l'air peut, de simple auxiliaire, s'élever à toute la hauteur d'une médication principale. Ici se place naturellement un fait qui, tout entaché qu'il soit d'un fatal dénoûment, n'en donne pas moins la mesure du secours que peut prêter la médication isolante, dans une lutte désespérée.

LXXXVIIIe *Observation*. Il s'agit d'une petite fille d'un an qui, amaigrie et tristement détériorée par une coqueluche dont le début remontait à quarante jours déjà, fut prise d'une pneumonie du côté gauche, dont la gravité apparaissait sous un ensemble de symptômes formidables, au nombre desquels il faut noter une toux incessante et des plus fatigantes, la précipitation des mouvements inspiratoires portés à quatre-vingt-dix par minute, une fréquence du pouls dont le chiffre atteignait cent quatre-vingt-douze dans le même laps de temps, une chaleur élevée à quarante degrés centésimaux, enfin une matité fort prononcée à la percussion et un souffle sec dans les deux tiers inférieurs du côté gauche. Cette pneumonie, qui datait de trois jours, quand j'examinai la petite malade, on ne pouvait songer à la combattre par un traitement débilitant : la ruine de la constitution excluait invinciblement une telle direction thérapeutique. Les préparations stibiées à fortes ou faibles doses, pouvaient sans doute fournir une ressource ; mais il fallait avant tout, entretenir, par le sein de la nourrice, cet organisme épuisé, ou du moins bien compromis ; et je me montrai fort sobre de ces médicaments. L'application d'un enduit imperméable sur tout le côté gauche du thorax, pour soustraire au contact de l'air le derme de cette

région, constituait, au contraire, un traitement inoffensif, et que je pouvais employer sans réserve. Telle
fut aussi l'idée à laquelle je m'arrêtai sans hésitation,
et le résultat d'abord fut des plus heureux; car symptômes locaux et généraux, tous les phénomènes de la
maladie, s'apaisant progressivement, étaient dissipés,
dix jours après le début du traitement. Malheureuse-
ment la coqueluche qui, pendant toute la durée de
cet orageux épisode, avait sommeillé, la coqueluche
sévit alors de nouveau ; et, comme la première fois,
fit éclater une peumonie, mais plus grave encore que
la précédente, car elle s'étendait aux deux côtés. A
gauche, toute la partie postérieure fournissait un
souffle très prononcé ; tandis qu'à droite, des râles
muqueux se faisaient entendre, mêlés de râles crépi-
tants. D'ailleurs, les pulsations artérielles étaient reve-
nues au chiffre exagéré de cent quatre-vingt-douze
par minute ; les inspirations, à celui de quatre vingt-
dix ; et, caractère plus alarmant encore, une couleur
bleuâtre imprimait, sur la face de la petite malade, une
menace d'asphyxie qui, trois jours après, était une
triste réalité.

Certes, il y a loin de ces résultats à ceux que j'ai signalés à l'ocasion des autres phlegmasies: ce n'est plus
cette fidélité dn succès ; ce n'est plus cette certitude
de prévision qui jette tant de prestige sur la parole du
praticien ; et si la médication isolante conserve ici encore quelque valeur ; elle perd certainement le droit

d'occuper le premier rang parmi les agents de la thérapeutique. La véritable médecine est celle qui, pénétrant la cause et l'enchaînement des faits, saisit les conditions qui favorisent ou entravent son action, et succès ou revers, fait tout graviter dans l'orbite de ses lois.

J'ai dit toutes les affections inflammatoires contre lesquelles j'ai dirigé la médication isolante, et je sais parfaitement que je n'ai point épuisé le cadre de la pathologie phlogistique. Ainsi je n'ai point eu occasion encore d'attaquer, par cette thérapeutique, les phlegmasies cérébrales ; et j'ignore, en vérité, quel en pourrait être le résultat. Je l'ignore ; car si probable qu'en fût l'avantage, d'après tous les faits qui se sont déroulés sous mes yeux, je ne mé dissimule pas que, dans un art aussi étendu, aussi difficile que le nôtre, quelques éléments peuvent échapper à la pénétration la plus délicate ; et que, se prononcer avant l'expérimentation, c'est exposer à une amère confusion, l'orgueil d'un jugement prématuré. Ajoutez à cela que, l'enduit imperméable fût il applicable ici, une difficulté se rencontre, qui souvent en empêchera l'emploi ; c'est la nécessité de raser la tête, à moins qu'on ne découvre un nouveau produit aussi imperméable que le collodion, mais affranchi du défaut d'exercer sur les cheveux, des tiraillements douloureux. Jusque là, le sacrifice de la chevelure serait inévitable. Mais qui peut se flatter de savoir quel en pourrait être le prix ?

Je ne terminerai pas sans faire valoir, en faveur de la médication instituée dans ce travail, divers procédés thérapeutiques plus ou moins anciens, et qui, rappelant de près ou de loin, l'emploi des enduits imperméables, en sont comme la consécration anticipée. Ces procédés thérapeutiques, l'empirisme les dicta, l'expérience les a maintenus, et s'ils sont la plupart restés incomplets et défectueux, c'est qu'il y manquait encore la révélation du dogme qui en explique la puissance et en autorise l'application. Au seul principe était dû de rayonner la lumière sur tous ces faits, et en marquant ainsi, par un trait infaillible, la raison du succès ou du revers, d'indiquer les perfectionnements dont la pratique est susceptible.

Mentionnons d'abord comme témoignage le plus vulgaire et le plus ancien peut-être de cette sorte de thérapeutique, le soin que prend la mère, d'étendre une couche de suif, soit sur le front et le nez, soit sur la poitrine de son enfant, en vue de combattre, ici la bronchite, là le coryza ; et ajoutons que les médecins ont suivi cet exemple, en remplaçant toutefois le suif par le beurre de cacao, dont l'usage inspire moins de dégoût. Bien défectueux sans doute est ce procédé; mais enfin c'est un moyen d'atténuer l'action de l'air sur la peau, d'attaquer ainsi la chaleur animale, dans une de ses conditions essentielles, chaleur animale qui est l'élément indispensable de l'inflammation ; et, tout en restant loin du but, ce moyen rentre néanmoins dans le cercle de la médication isolante. L'emplâtre de poix de Bourgogne, de si antique réputation ; le sparadrap plus en usage aujourd'hui ; les papiers emplastiques trop ambitieusement nommés papiers chimiques ; tous ces topiques dont on couvre des surfaces plus ou moins étendues de la poitrine, pour atteindre le catarrhe pulmonaire, ressortissent à la même médication ; et, bien que ces agents soient journellement employés comme stimulants et à titre de révulsifs, c'est toujours de l'obstacle plus ou moins complet qu'ils opposent au contact de l'air sur le thorax, qu'en dérivent les avantages. Ces topiques n'agissent pas plus ici comme stimulants, que les corps gras n'agissent comme adoucissants, et cette proposition, il importe de s'en bien pénétrer, pour diriger la médication isolante, avec une parfaite connaissance de sa valeur.

Les embrocations d'axonge ou d'onguent mercuriel contre la péritonite et l'érysipèle ; l'emploi, dans cette dernière affection, des pommades au sulfate de fer ou au nitrate d'argent ; les mêmes préparations contre le développement des pustules varioliques ; les onctions d'huile ou de pommades, les applications de toiles et de papiers emplastiques, contre la goutte et le rhumatisme, sont encore des témoignages de l'appui que l'empirisme a su trouver dans la médication isolante. Toutes ces préparations agissent de la même manière ; mais à des degrés variés, suivant qu'elles défendent plus ou moins la peau contre le contact de l'air ; et sous ce rapport, les topiques chargés de nitrate d'argent, détruisant, en partie au moins, par une légère cautérisation, la perméabilité de l'épiderme, possèdent sur tous les autres composés gras, une incontestable supériorité. Il appartenait à la physiologie de préciser l'action de ces divers topiques ; et, en donnant ainsi la raison comme la mesure de leur efficacité, d'y substituer des agents d'un effet plus complet et à la fois plus certain.

Mais c'est surtout dans le traitement des fractures généralement adopté aujourd'hui, que l'on peut constater, non la pensée de la médication isolante ; cette pensée ne pouvait être que le fruit de notions physiologiques, restées jusqu'à ce jour sans écho dans la science ; mais bien le fait même de cette médication, et avec elle, les résultats frappants qui s'y rattachent. Sans doute les appareils amidonné du docteur Seutin, dextriné du professeur Velpeau, se recommandent par l'immobilité forcée dans laquelle ils maintiennent les fragments osseux juxtaposés. Mais cet avantage, d'autres appareils le possèdent au même degré, sans pourtant fournir des succès aussi saillants. Et tandis que sous le bandage de Scultet, non solidifié, l'inflammation surgit et s'étend, à l'occasion de quelque éclat d'os, ou même d'une simple plaie superficielle ; tandis que, par des pansements répétés, vous subissez des suppurations plus ou moins vastes qui retardent et compromettent le rétablissement, vous voyez, au contraire, avec le bandage rendu imperméable par l'amidon ou la dextrine, vous voyez jusqu'à des fractures comminutives, marcher régulièrement à la consolidation ; et alors même que les parties molles ont été lacérées, la guérison s'accomplir parfois encore, sans suppuration, ni même d'inflammation. Témoin de résultats si précieux, le docteur Seutin a étendu l'emploi du bandage amidonné au traitement de l'entorse, et nous avons vu à quel principe ressortissent ses succès ; il l'a étendu à la curation de l'érysipèle, de l'arthrite, des engorgements du sein, des testicules, etc., etc. ; et c'est principalement ici que sa pratique vient se confondre et s'identifier avec l'application des enduits imperméables. Ignorant le rôle physiologique de la chaleur animale dans l'inflammation ; méconnaissant ainsi le genre d'action qu'exerce l'air sur le développement de cette maladie, le chirurgien de Bruxelles ne pouvait attacher aucune importance à l'imperméabilité de son appareil ; et, à ses yeux, c'est à la compression que revient tout l'honneur du succès obtenu dans les diverses applications qu'il en a faites. Prétention exorbitante ! qui, en réduisant l'inflammation au fait matériel et tangible d'une simple accumulation de sang, dénie, à cet acte morbide, son caractère vital, et fait ainsi descendre la science au niveau d'un grossier fétichisme. Et ne croyez pas que la physiologie soit seule à s'offenser d'une telle opinion, les faits la proscrivent et la ruinent d'avance ; car la compression est insuffisante là où l'imperméabilité fait défaut ; tandis que l'imperméabilité se montre complètement efficace là où l'on chercherait vainement la moindre apparence de compression.

La méthode de l'occlusion, pour le pansement des plaies ; la pratique des opérations sous-cutanées, c'est toujours au même principe que s'en rattachent les avantages ; et en les instituant l'une et l'autre, M. Jules Guérin n'a même eu d'autre pensée que d'éviter le contact de l'air. Bien pénétré de cette vérité que l'action de ce fluide sur les tissus divisés, constitue un puissant élément d'inflammation ; que souvent cette action compromet le résultat d'opérations chirurgicales conduites d'ailleurs avec toute l'habileté désirable, ce savant praticien a créé ses ingénieux procédés, pour échapper à une telle cause d'insuccès.

L'empirisme ici ne fut pour rien : de l'observation des faits s'est dégagée une conséquence directe ; le génie du chirurgien a fait le reste. Mais il a manqué à M. Jules Guérin, pour étendre et généraliser sa conception ; il lui a manqué de remonter le cours de la question, de préciser le genre d'action qu'exerce l'air sur une surface entamée, de fixer, en un mot, le rôle physiologique de ce fluide, dans la production de l'inflammation. Les rapports de l'air avec la chaleur animale, de la chaleur animale avec l'inflammation, voilà ce qu'a méconnu M. Jules Guérin, et voilà ce qui seul pouvait féconder son heureuse observation et en multiplier les applications. Dans une question de cette nature, ce n'est plus assez de constater le fait pathologique en lui-même, et d'en détacher une déduction pratique immédiate ; c'est à la raison même du fait qu'il faut s'élever ; et c'est du haut de la philosophie médicale, que doit s'édicter la loi, sous laquelle puisse se déployer une thérapeutique rationnelle comme son principe , générale comme l'élément morbide auquel elle répond.

Ainsi, de quelque côté que vous jetiez les yeux : pratique chirurgicale ou pratique médicale, partout vous rencontrez la médication isolante ; partout la tradition vient relier à cette médication, de nombreux procédés thérapeutiques, parmi lesquels il en est de fort défectueux sans doute , mais dont la vertu est toujours subordonnée aux mêmes conditions. Le genre de traitement que j'ai institué contre l'inflammation n'est donc pas nouveau ; ce qui seul est nouveau, c'est le principe qui fait dériver, de la chaleur animale, l'inflammation, principe duquel se dégage une thérapeutique formulée avec précision, et dont la portée peut être mesurée d'avance par le praticien. J'en ai d'ailleurs la confiance, cette doctrine qui relève tout entière de la physiologie qui est la physiologie même continuée dans la pathologie et jusque dans la thérapeutique, l'avenir la consacrera sans réserve.

FIN.

Paris. Impr. de MOQUET, 92, r. de la Harpe.

www.ingramcontent.com/pod-product-compliance
Ingram Content Group UK Ltd.
Pitfield, Milton Keynes, MK11 3LW, UK
UKHW022331090726
13658UKWH00001B/211